図解

脳に悪い7つの習慣

JN221206

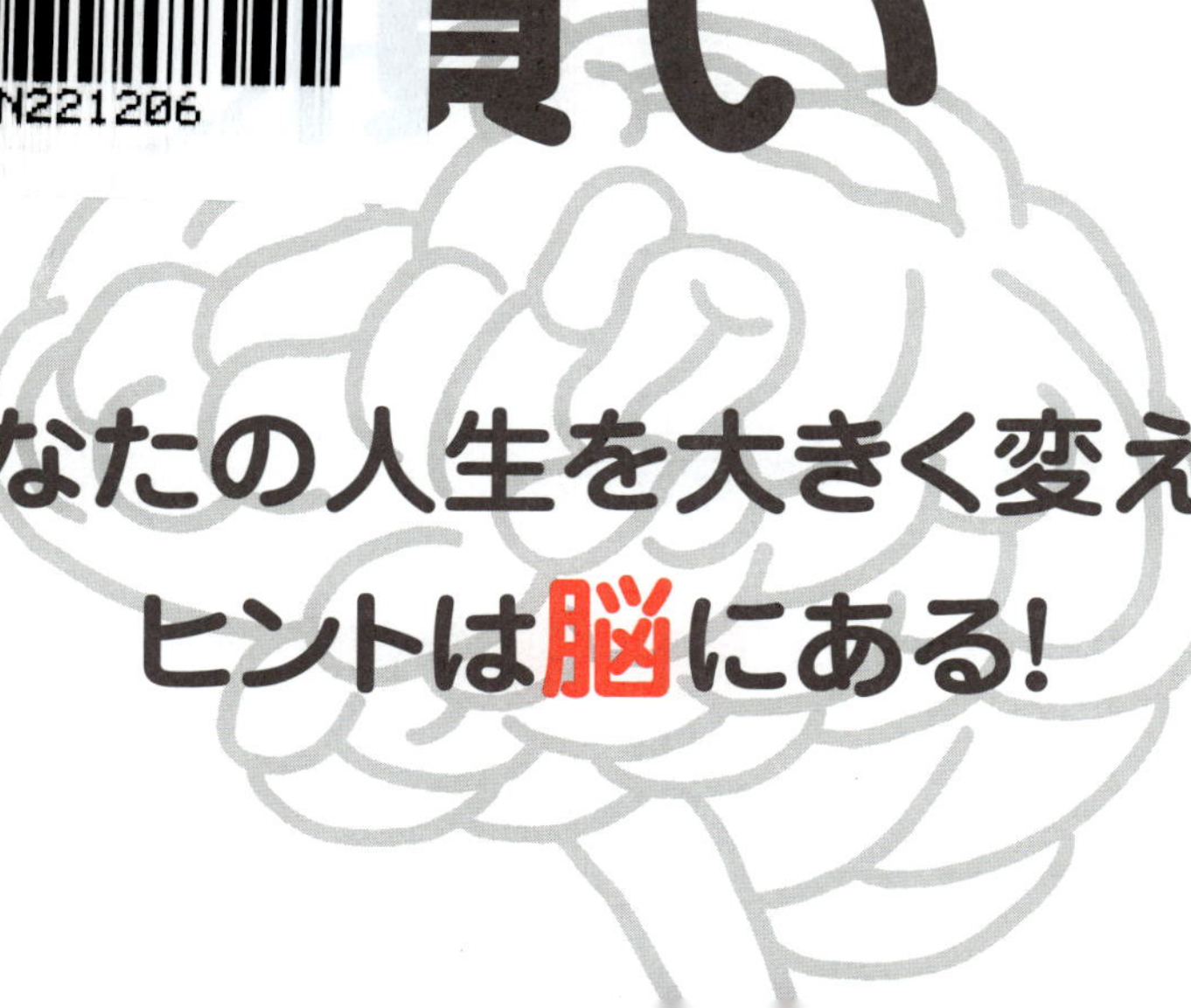

あなたの人生を大きく変える

ヒントは脳にある!

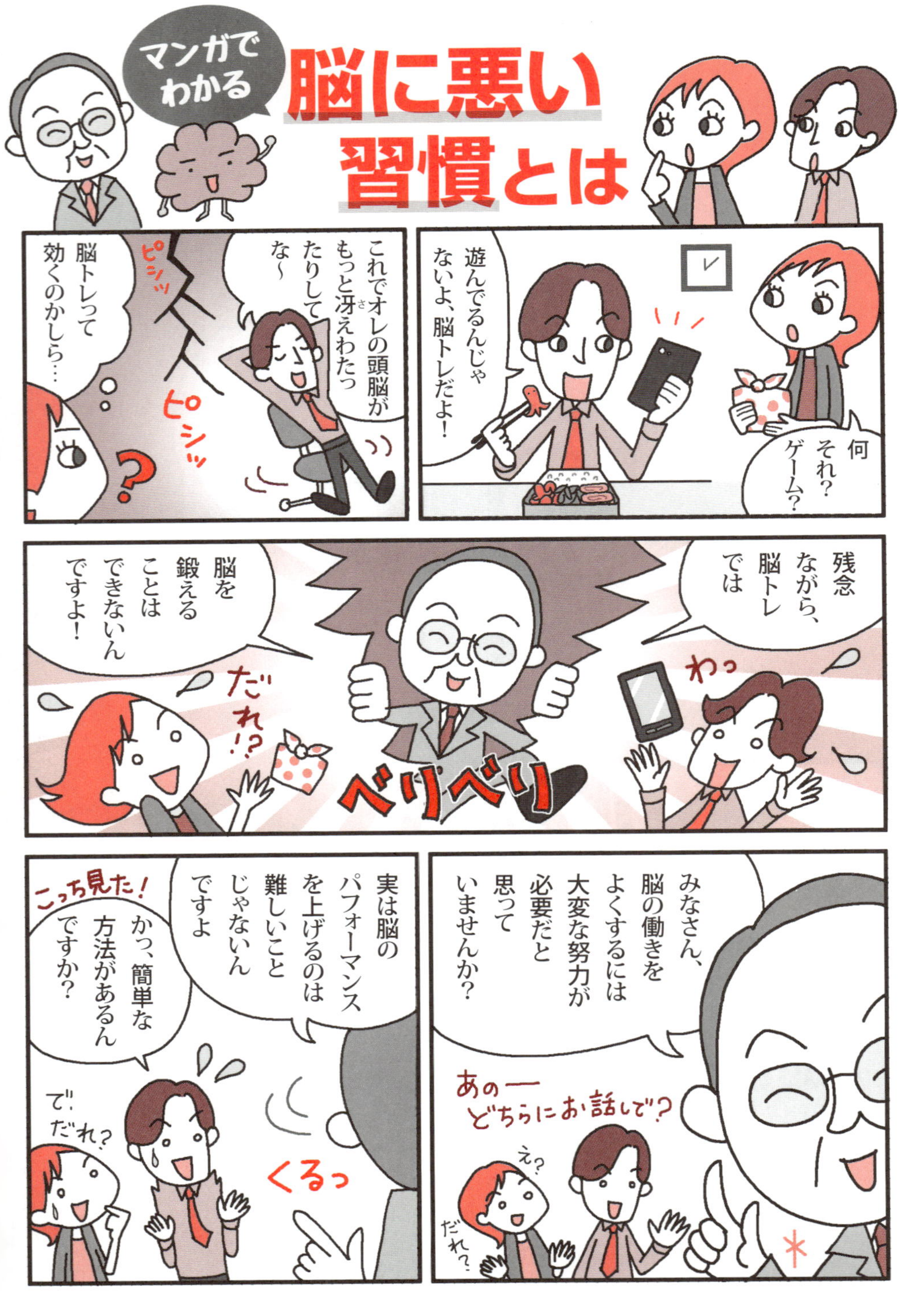
マンガでわかる
脳に悪い習慣とは
何それ？ゲーム？
遊んでるんじゃないよ、脳トレだよ！
これでオレの頭脳がもっと冴《さ》えわたったりしてたな～
ピシッ
ピシッ
脳トレって効くのかしら…
?
残念ながら、脳トレでは
脳を鍛えることはできないんですよ！
わっ
ベリベリ
だれ!?
みなさん、脳の働きをよくするには大変な努力が必要だと思っていませんか？
あのー どちらにお話しで？
え？
だれ？
実は脳のパフォーマンスを上げるのは難しいことじゃないんですよ
くるっ
こっち見た！
かっ、簡単な方法があるんですか？
で!!だれ？

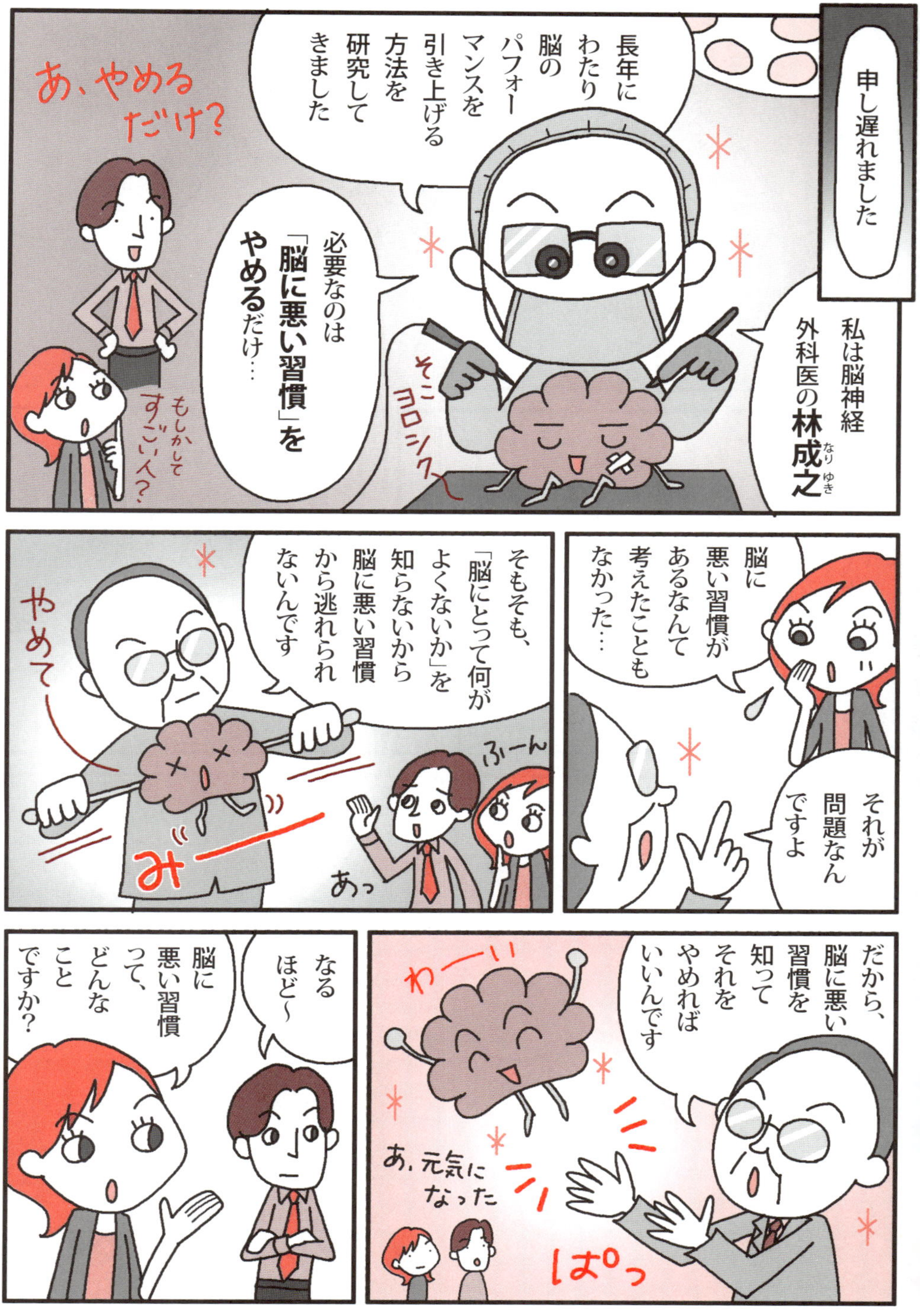

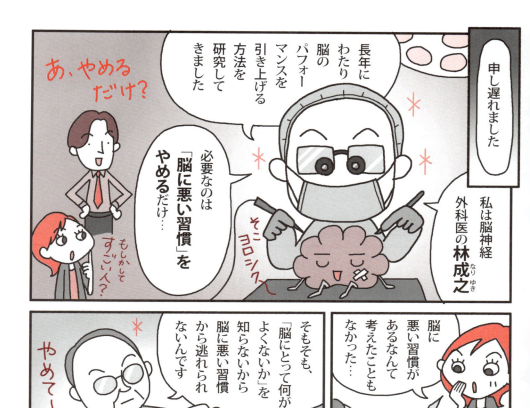

申し遅れました
私は脳神経外科医の林成《なり》之《ゆき》
長年にわたり脳のパフォーマンスを引き上げる方法を研究してきました
必要なのは「脳に悪い習慣」をやめるだけ…
そこヨロシク～
あ、やめるだけ？
もしかしてすごい人？
脳に悪い習慣があるなんて考えたこともなかった…
それが問題なんですよ
そもそも、「脳にとって何がよくないか」を知らないから脳に悪い習慣から逃れられないんです
やめて
み゛ー
ふーん
あっ
だから、脳に悪い習慣を知ってそれをやめればいいんです
わーい
あ、元気になった
ぱっ
なるほど～
脳に悪い習慣って、どんなことですか？

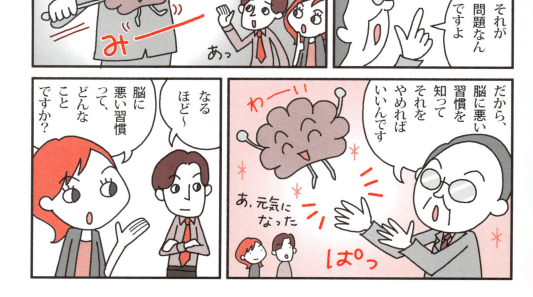

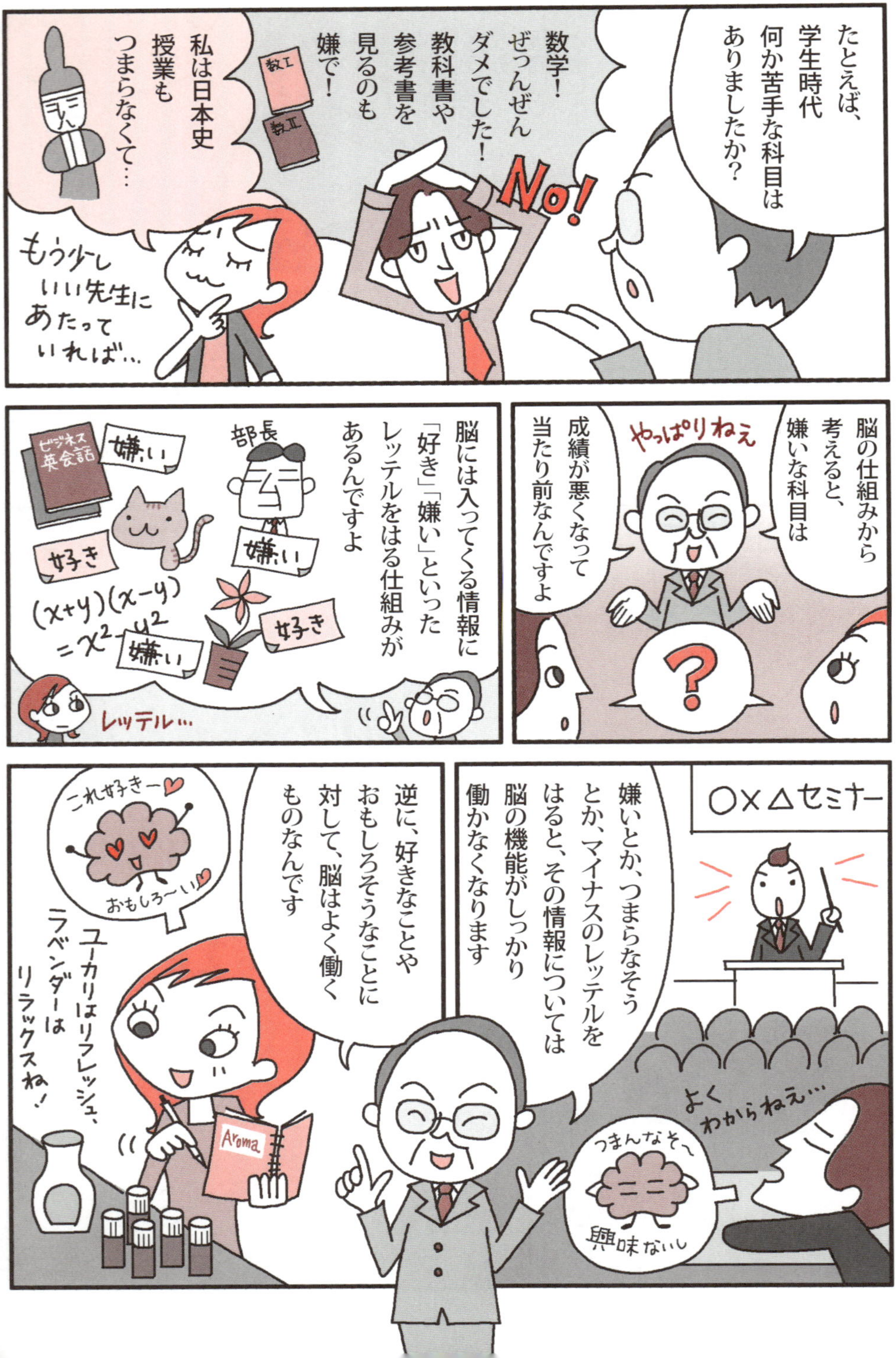
たとえば、学生時代何か苦手な科目はありましたか？
数学！ぜっんぜんダメでした！教科書や参考書を見るのも嫌で！
No!
数Ⅰ
数Ⅱ
私は日本史授業もつまらなくて…
もう少しいい先生にあたっていれば…
脳の仕組みから考えると、嫌いな科目は
成績が悪くなって当たり前なんですよ
やっぱりねえ
？
脳には入ってくる情報に「好き」「嫌い」といったレッテルをはる仕組みがあるんですよ
部長
嫌い
ビジネス英会話
嫌い
好き
好き
(x+y)(x−y) = x²−y²
嫌い
レッテル…
○×△セミナー
嫌いとか、つまらなそうとか、マイナスのレッテルをはると、その情報については脳の機能がしっかり働かなくなります
よくわからねえ…
つまんなそ〜
興味ないし
逆に、好きなことやおもしろそうなことに対して、脳はよく働くものなんです
これ好きー
おもしろ〜い
ユーカリはリフレッシュ、ラベンダーはリラックスね！
Aroma

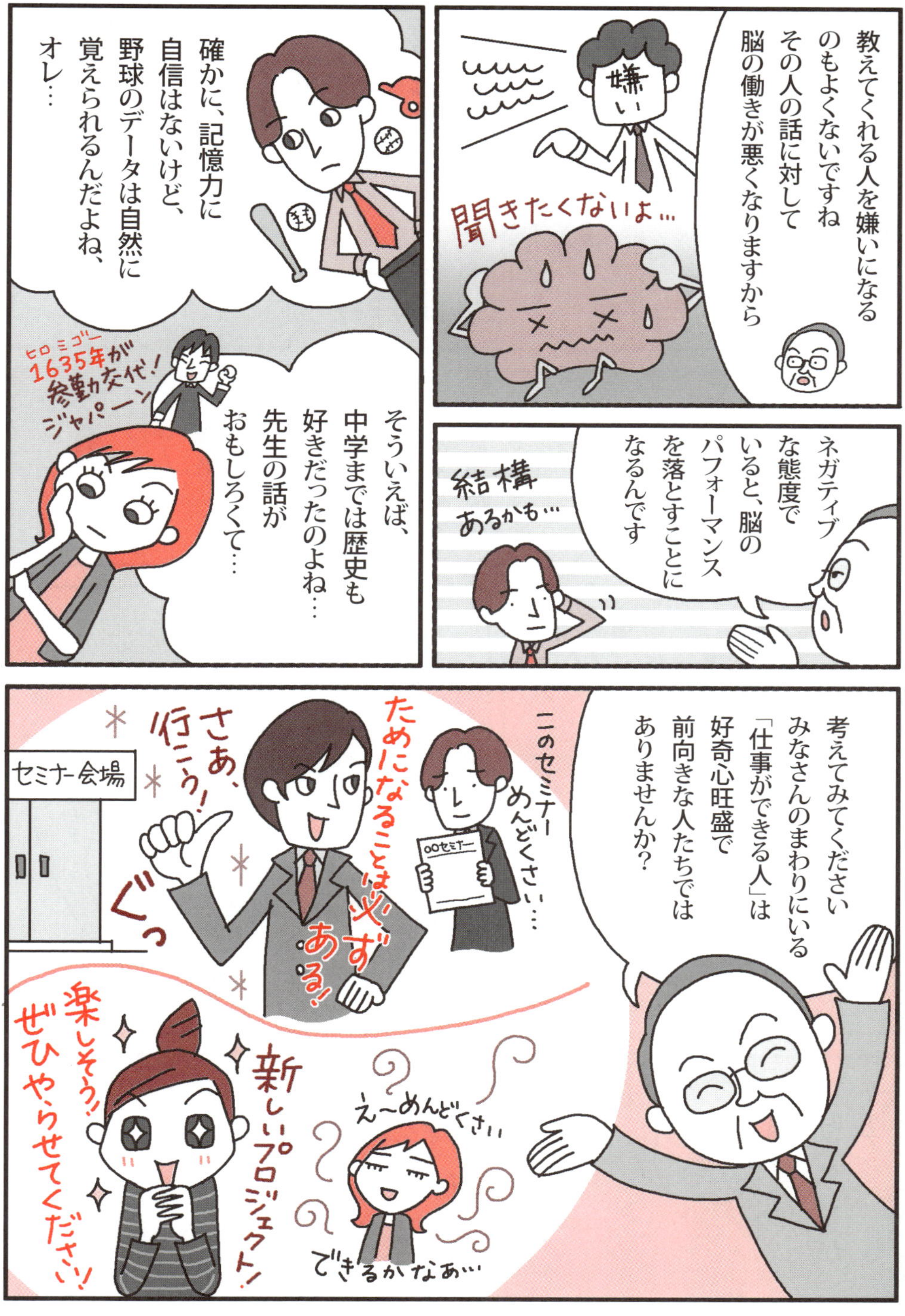
教えてくれる人を嫌いになるのもよくないですね
その人の話に対して脳の働きが悪くなりますから
嫌い
聞きたくないよ…
確かに、記憶力に自信はないけど、野球のデータは自然に覚えられるんだよね、オレ…
ネガティブな態度でいると、脳のパフォーマンスを落とすことになるんです
結構あるかも…
そういえば、中学までは歴史も好きだったのよね…
先生の話がおもしろくて…
1635《ヒロミゴー》年が参勤交代！ジャパーン
考えてみてください
みなさんのまわりにいる「仕事ができる人」は好奇心旺盛で前向きな人たちではありませんか？
このセミナーめんどくさい…
○○セミナー
ためになることは必ずある！
さあ、行こう！
ぐっ
セミナー会場
え〜めんどくさい
できるかなあ…
新しいプロジェクト！
楽しそう!! ぜひやらせてください！

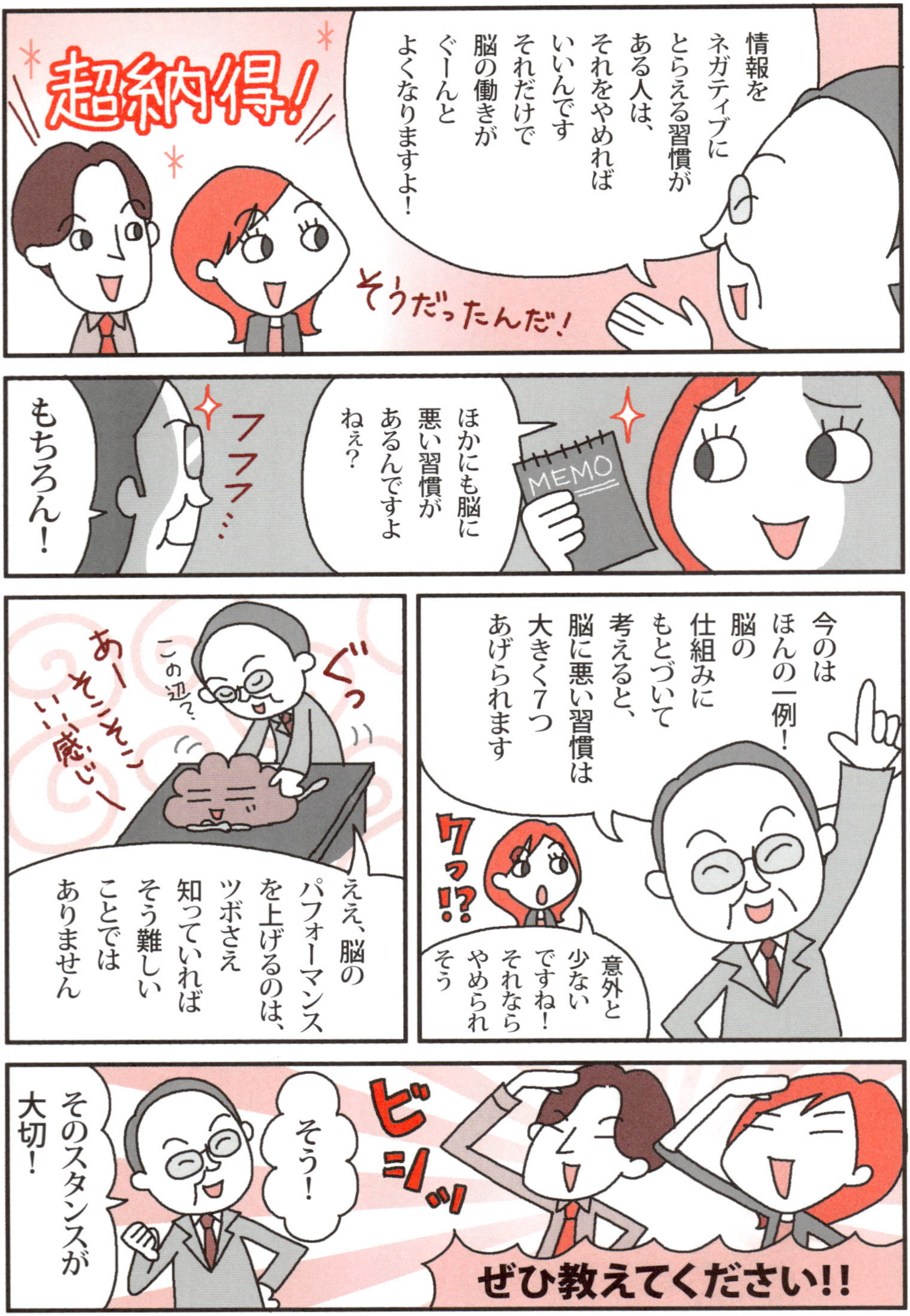
情報をネガティブにとらえる習慣がある人は、それをやめればいいんです
それだけで脳の働きがぐーんとよくなりますよ！
超納得！
そうだったんだ！
ほかにも脳に悪い習慣があるんですよねぇ？
フフフ…
もちろん！
今のはほんの一例！
脳の仕組みにもとづいて考えると、脳に悪い習慣は大きく7つあげられます
ワァ!?
意外と少ないですね！それならやめられそう
ぐっ
この辺？
あーそこそこいい感じ
ええ、脳のパフォーマンスを上げるのは、ツボさえ知っていればそう難しいことではありません
ビシッ
ぜひ教えてください!!
そう！
そのスタンスが大切！

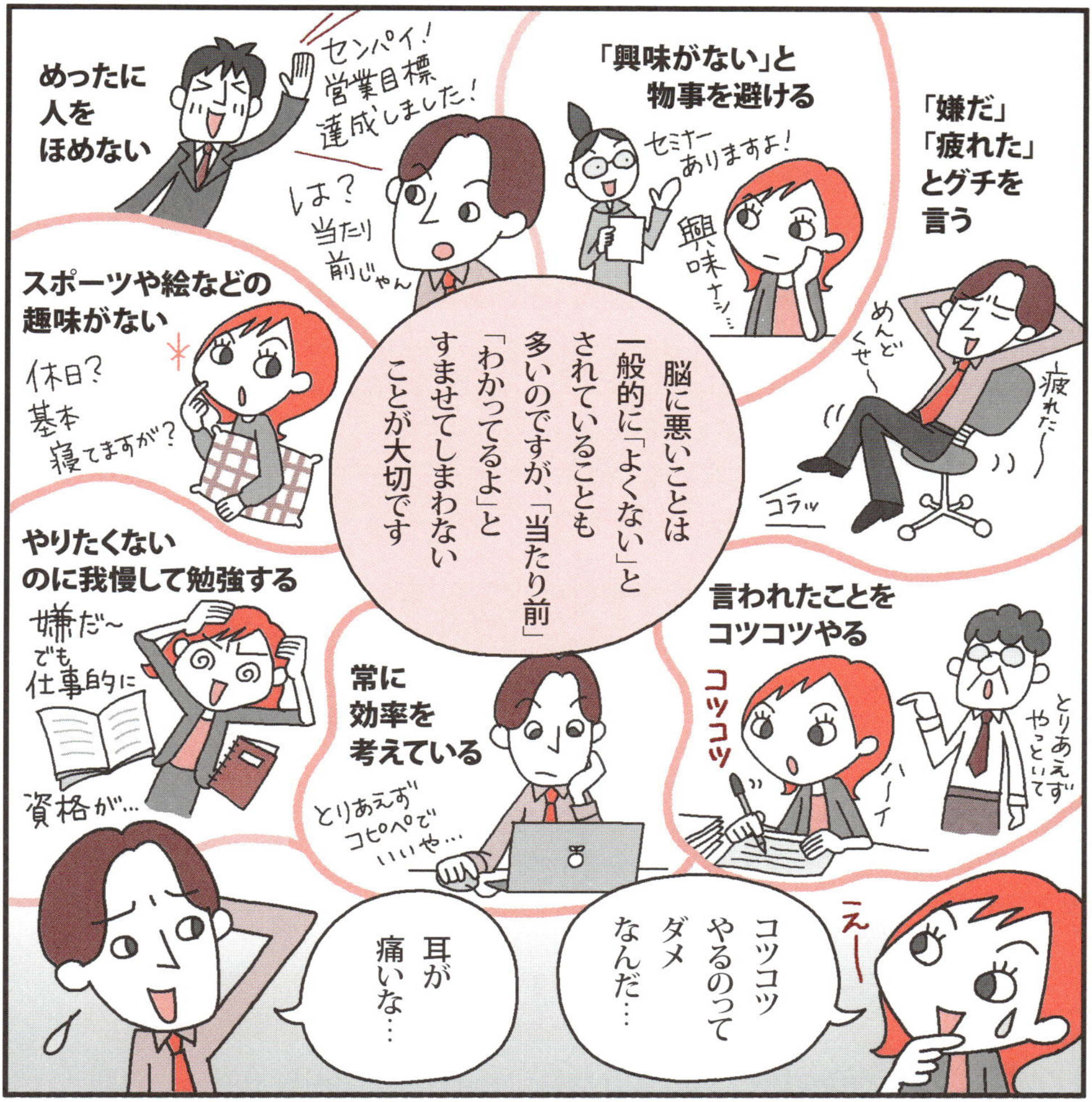
めったに人をほめない
センパイ！営業目標達成しました！
は？当たり前じゃん
「興味がない」と物事を避ける
セミナーありますよ！
興味ナシ…
「嫌だ」「疲れた」とグチを言う
めんどくせ～
疲れた～
ユラッ
スポーツや絵などの趣味がない
休日？基本寝てますが？
脳に悪いことは一般的に「よくない」とされていることも多いのですが、「当たり前」「わかってるよ」とすませてしまわないことが大切です
やりたくないのに我慢して勉強する
嫌だ～でも仕事的に
資格が…
常に効率を考えている
とりあえずコピペでいいや…
言われたことをコツコツやる
コツコツ
とりあえずやっといて
ハーイ
えー
コツコツやるのってダメなんだ…
耳が痛いな…

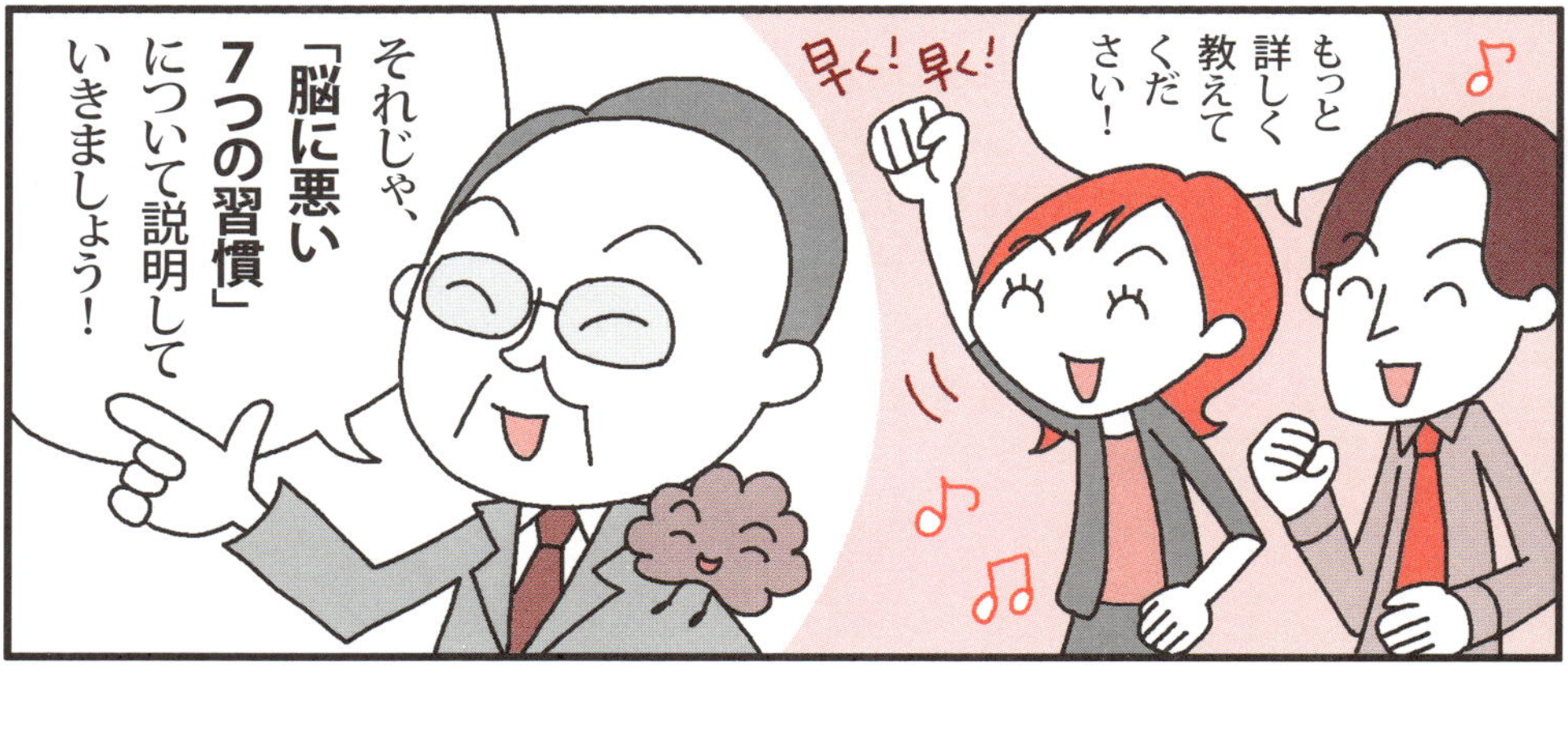
それじゃ、「脳に悪い7つの習慣」について説明していきましょう！
早く！早く！
もっと詳しく教えてください！

目次 CONTENTS

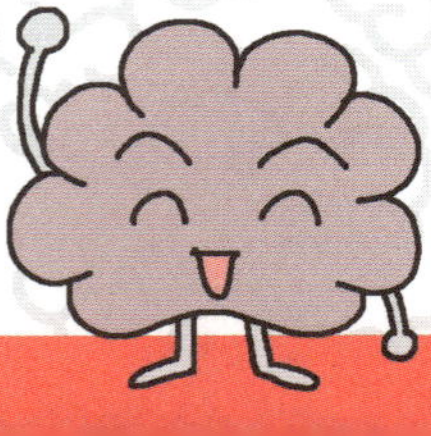

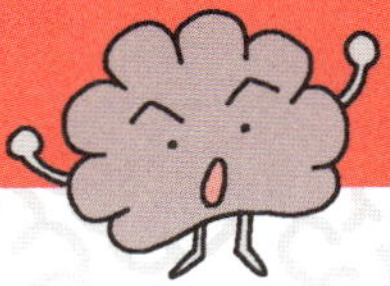

脳に悪い習慣❶

物事を避ける

Contents

CHAPTER 1

「興味がない」と

この章で学べる意外な脳の話

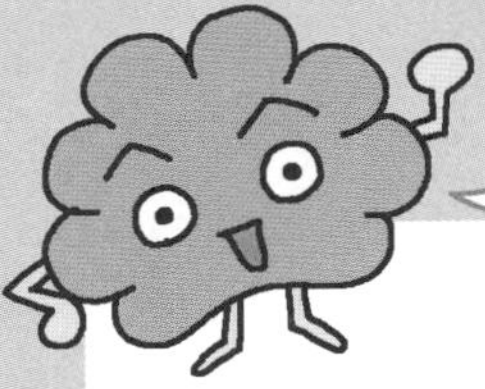

意見が異なる人を嫌いになるのは、脳の悪いクセなんだ。知ってた?

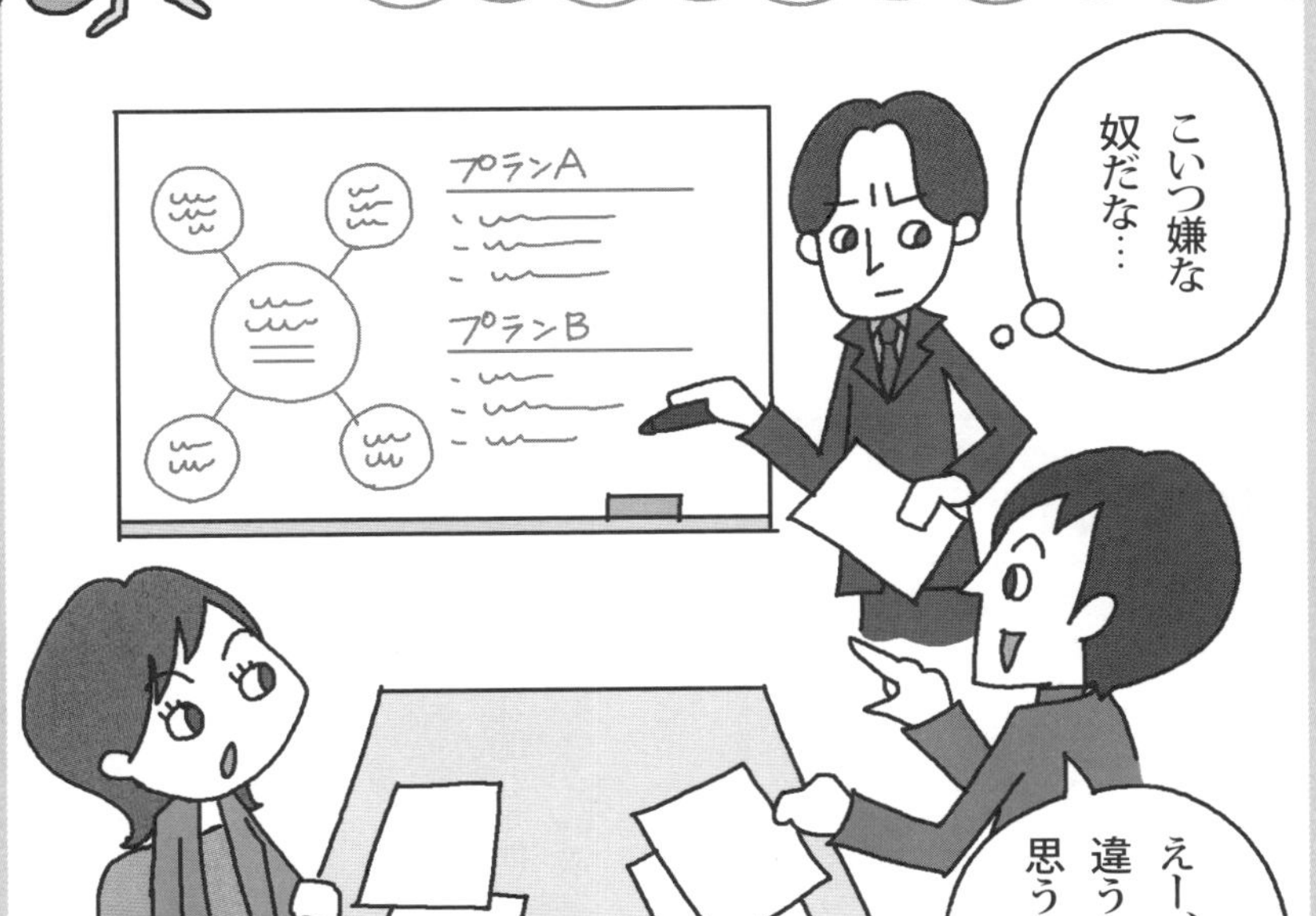
プランA
プランB
こいつ嫌な奴だな…
えー、オレは違うと思うな!

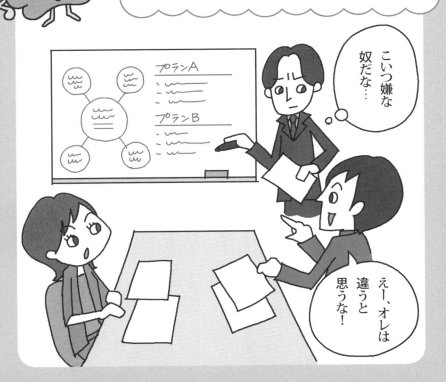

CHAPTER 1-1

脳には3つの本能がある

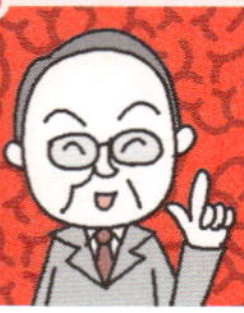

脳には、生まれながらにもつ「本能」があります。脳の本能を知り、脳の力を発揮する準備を整えましょう。

脳の仕組みを十分に活かすために知っておいていただきたいのは、脳が最初に情報を受け取る脳神経細胞は、生まれながらにして、その一つひとつが本能をもっているということです。

脳神経細胞がもつ本能は、**「生きたい」「知りたい」「仲間になりたい」**の3つ。これは、脳のなかで細胞同士がつながり合い、情報処理をその存在意義としていることを考えれば、よくわかります。

そして、人間の複雑な社会システムをつくり出しているのは、ほかでもない、「人間の脳」です。太古から、脳は人間社会のなかに「生きたい」「知りたい」という本能から**〝科学〟**を生み出し、「知りたい」「仲間になりたい」という本能から**〝文化〟**を、「生きたい」「仲間になりたい」という本能から**〝宗教〟**をつくり出してきました。

また、現代社会においては、「生きたい」という本能は**〝家庭〟**というシステムをつくり、「知りたい」という本能は**〝教育（学校）〟**を、「仲間になりたい」という本能は**〝会社〟**というシステムをつくり、維持しているわけです。

本質的に、脳は本能に逆らわないことを求めています。**脳の機能を最大限に活かすためには、脳神経細胞がもつ本能を磨くべきです。**「生きたい」「仲間になりたい」という本能から脳が求めるのは、「世のなかに貢献しながら、安定して生きる」こと。**「貢献心」は脳の二次的な本能**であるといえますから、これを磨き、高めることが、脳の力を発揮するベースになります。

✓POINT!

- □ 脳神経細胞には「生きたい」「知りたい」「仲間になりたい」という3つの本能がある
- □ 二次的な本能である「貢献心」を磨くことが大切

図1-1　社会システムをつくっているのは、人間の脳

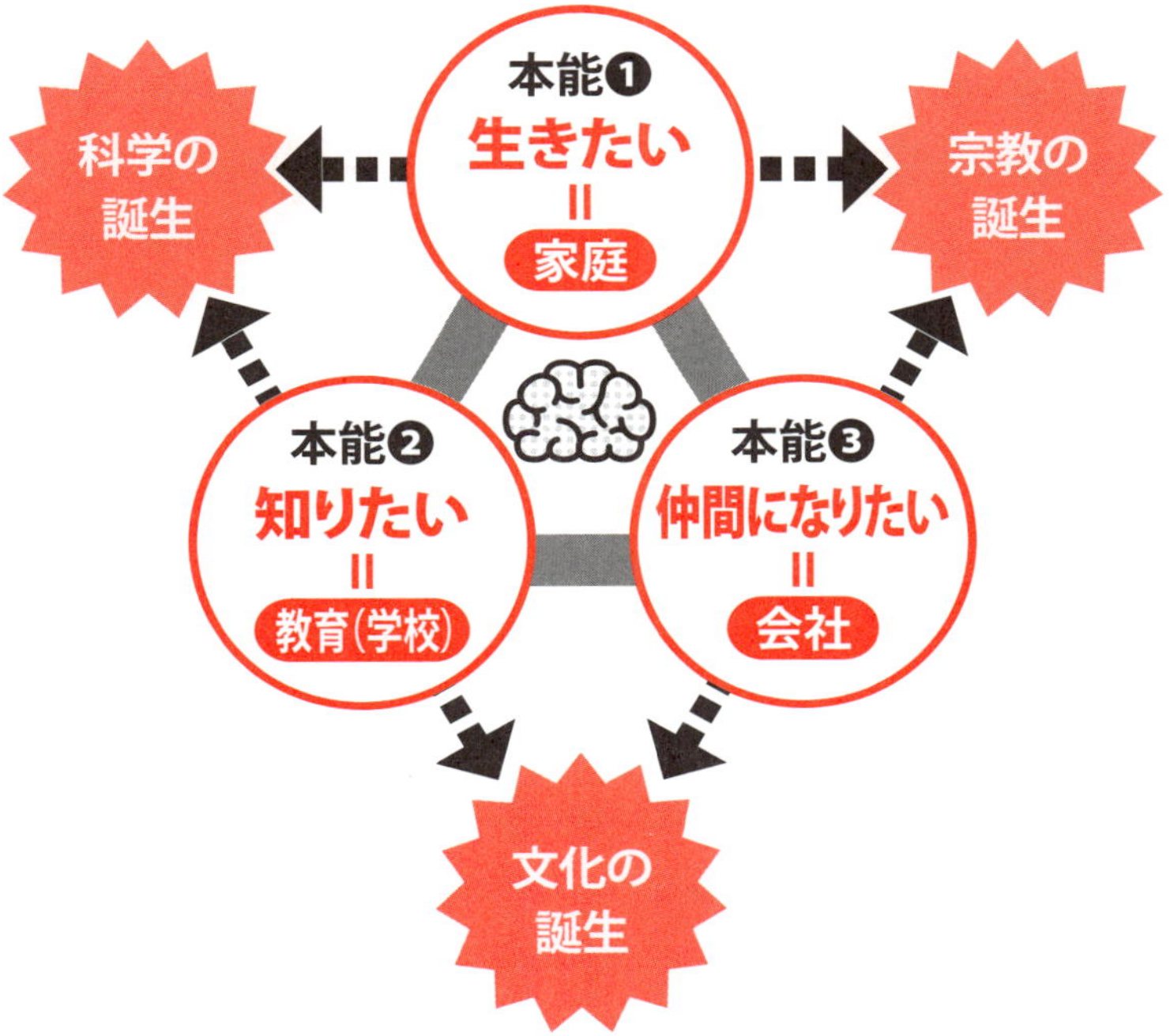

現代社会の枠組みのなかで、脳が求めるのは「世のなかに貢献しながら、安定して生きる」こと。貢献心を高めることが、脳の能力を発揮するベースとなる。

家庭や会社、学校などの組織は、脳の本能が必要としているものなんですね!

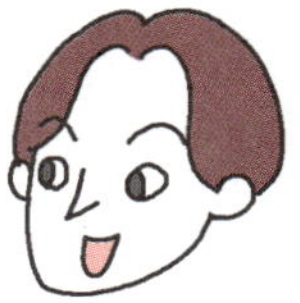

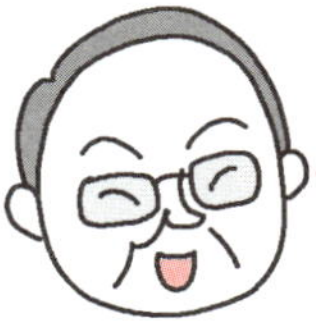

人が集まる場で周囲に貢献する心をもつと、脳の力を発揮できるようになりますよ

「興味がない」と思うのはNG

CHAPTER 1-2

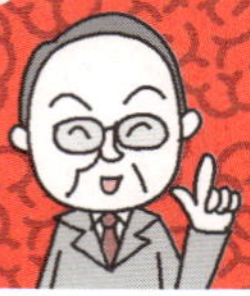

**脳の原点ともいえるのが、「知りたい」という本能。
脳にとっての「興味をもつこと」の
重要性をしっかり理解しておきましょう。**

脳神経細胞の3つの本能のなかでも、**思考や記憶に大きくかかわるのが「知りたい」という本能。**これは、脳の原点ともいえるものです。生まれてきたばかりの赤ちゃんの脳が、情報の伝達路を形成するきっかけになるのも、お母さんへの「興味」です。つまり、**人間の脳にとっては「興味をもつこと」こそが、すべての始まり**なのだといえます。

みなさんの周囲にも、何にでもすぐ興味をもって、首をつっ込みたがる人はいませんか？　おそらく、そういう人は物事の習熟に優れ、頭の回転も速いはずです。一方、どんなに頭脳明晰《めいせき》な人であっても、興味がないことは覚えられないものですし、深く思考したり、独創的な発想をしたりすることもできません。

とくに、人並み以上に物事への興味が薄いという人は、注意が必要。脳の考える仕組みが機能しなくなるばかりか、脳の神経伝達路も、使わなければ衰えるからです。

「知りたい」という脳の本能を磨くには、**「興味がない」と思ったり、口にしたりしない**ことです。

また、人の話を聞いたり、本を読んだりして情報を得るときに、「そんなことは知っている」と斜に構えるのも、興味をもっていないのと同じです。聞いたことがあるなと思う話でも、自分がまだ知らない部分もあるかもしれないと考えれば、興味がわいてくるはずです。脳にとっては、**常に新しいことを知ろうと、前向きに耳を傾ける姿勢をもつ**ことが大切なのです。

POINT!

- 「知りたい」という本能が、思考力や記憶力に大きくかかわる
- 人間の脳にとっては「興味をもつこと」が非常に重要

図1-2 「興味」をもたないと、脳が衰える!

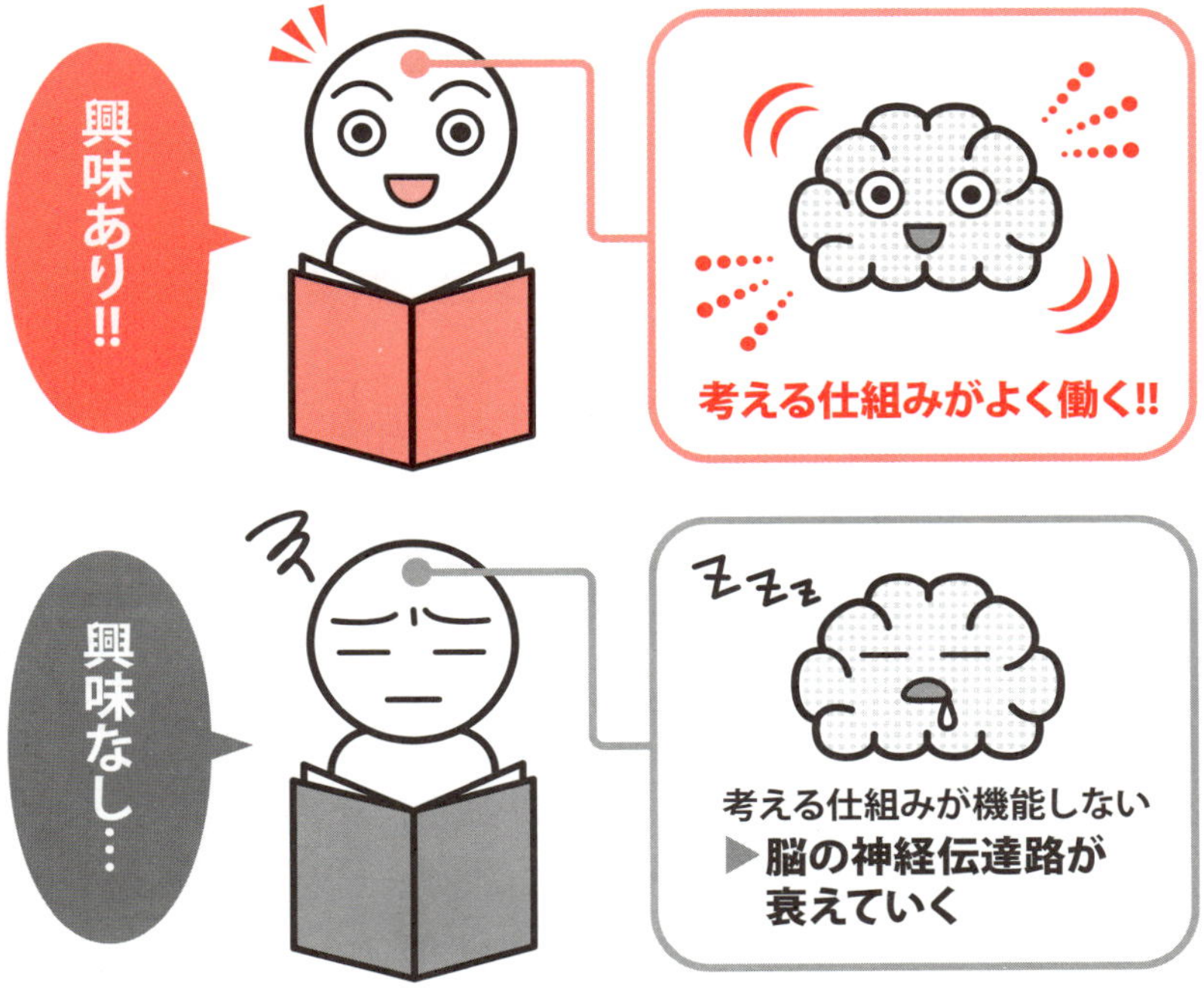

「興味がない」と考えるのはもちろん、口にするのもやめよう。

好奇心がもてないと、脳の機能もしっかり働かなくなってしまうのね……

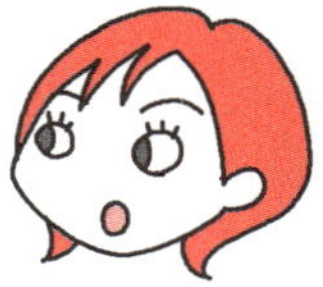

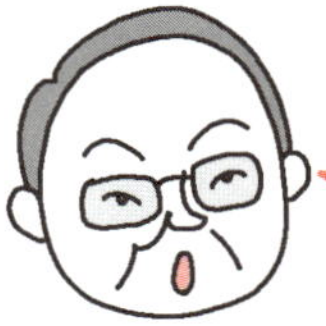

知りたがる、聞きたがる、見たがる、やりたがるといった前向きな姿勢が大切です!

CHAPTER 1-3

脳には2つのクセがあった!

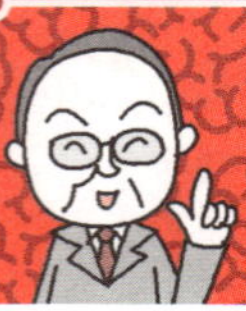

脳には、自分の機能を守るための「クセ」があります。脳を活かすために、脳のクセがどんなものか知っておきましょう。

神経細胞が集まって構成された脳組織では、好きになる、理解するなどといった機能が生み出されますが、この機能を守るために第2段階の本能が生まれます。それが、**「自己保存」**と**「統一・一貫性」**という2つの「脳のクセ」です。前者は**「脳は自分を守ろうとする」**、後者は**「脳は統一性、一貫性が保てなくなるような情報を避けようとする」**ということ。自己保存は、「生きたい」という本能に根ざしたものでもあります。

2つのクセは、脳が発達するプロセスで獲得する、いってみれば後天的な本能で、とくに成長に伴って自我が芽生えると、より顕著に表れてきます。

「自己保存」は「生きていくために自分を守る」という意味で大変重要ですし、「統一・一貫性」は「正誤を判断する」「類似するものを区別する」「話の筋道を通す」といった、プラスの作用をもっています。しかしその半面、**脳が間違いを犯したり、脳のパフォーマンスを落としたりする原因になることもある**ので、注意が必要です。

非常にわかりやすいのが、「自分と反対の意見を言う人を嫌いになる」という反応です。冷静に考えれば、意見が違ったからといって、それを言う人のことまで嫌いになる理由はないはずです。ところが、脳は自らの意見と異なるものを「統一・一貫性」からはずれるために拒否します。また「自己保存」が働くことによって自分を守ろうとするため、相手の意見を論破しようとすることさえあるのです。

✓POINT!

- □ 脳には「自己保存」と「統一・一貫性」という2つのクセがある
- □ 脳のクセは、間違いを犯す原因になることもあるため、注意が必要

図1-3 脳がもつクセのメリットとデメリット

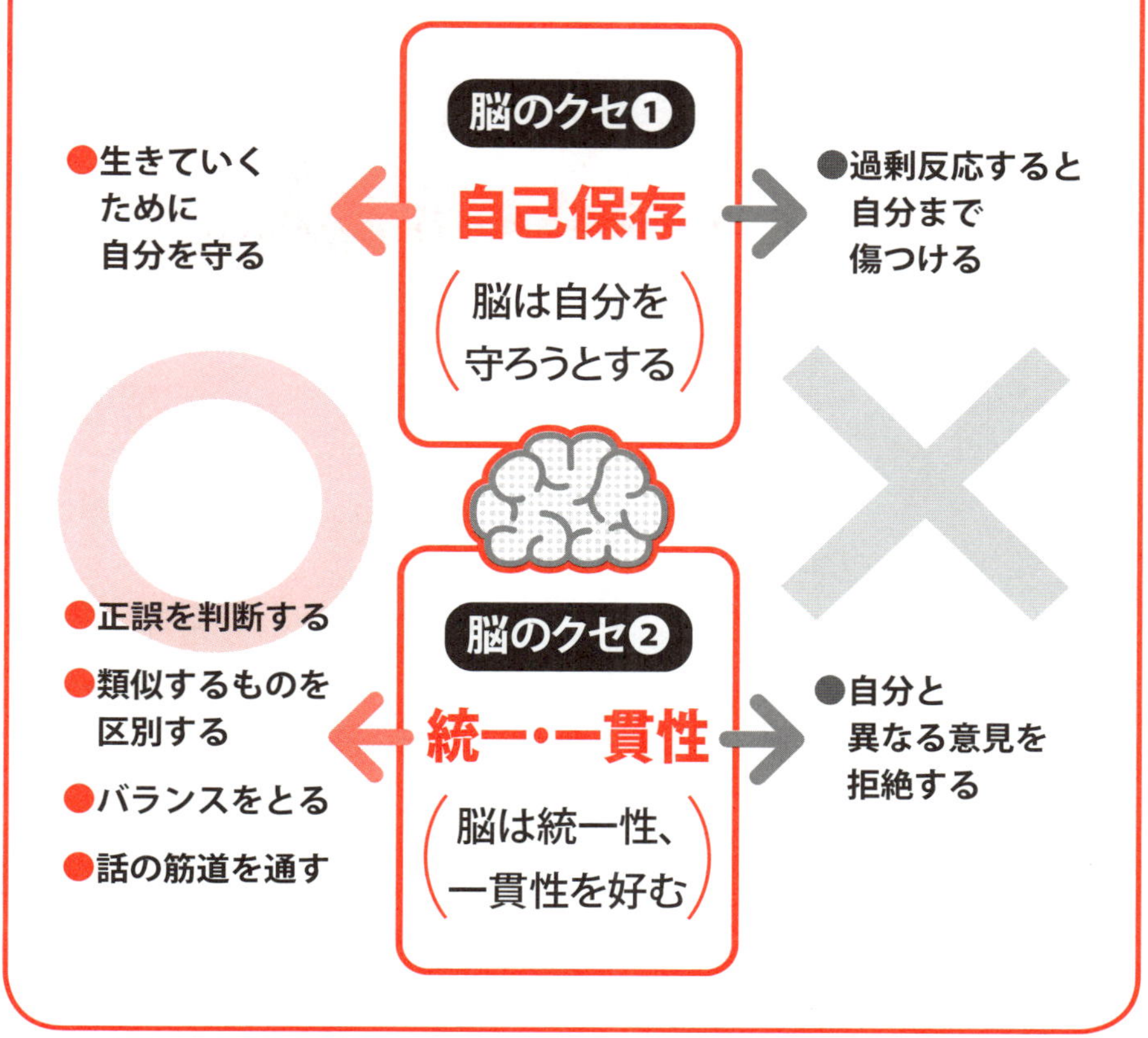
脳のクセ❶
自己保存
脳は自分を守ろうとする
生きていくために自分を守る
過剰反応すると自分まで傷つける
脳のクセ❷
統一・一貫性
脳は統一性、一貫性を好む
正誤を判断する
類似するものを区別する
バランスをとる
話の筋道を通す
自分と異なる意見を拒絶する

脳にクセがあるなんて知らなかった！
メリットだけじゃなく、デメリットもあるんですね

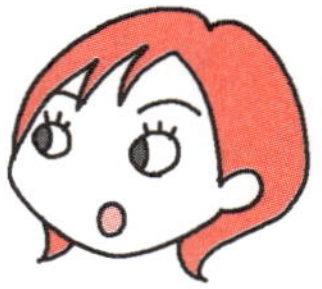

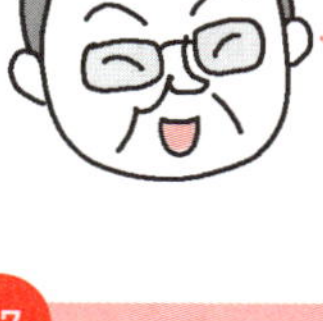

脳は間違いを犯すものだ、ということを
知っておくことが大切なんですよ

過度に「自分を守ろう」としていないか？

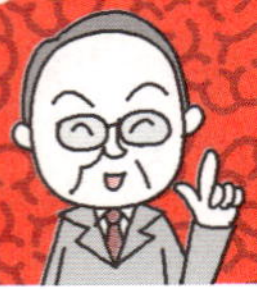

「自己保存」と「統一・一貫性」という脳のクセは、過剰反応することがあります。注意が必要な点を見ておきましょう。

脳は常にバランスよく働くものではなく、**自分を守ろうと過剰反応を起こしがちなもの**です（自己保存）。

みなさんは、不祥事を起こした企業が弁解に終始し、ときにはさらに悪事を重ねる様子を見て、不思議に思うことはないでしょうか。真摯に詫《わ》び、今後の対策を表明するなど取るべき方策はあるはずですが、企業のトップともあろう人がおかしな言動を見せるのは、「立場を捨てたくない」という「自己保存」のクセが、過剰に反応している例といえます。「自己保存」が過剰反応すると、身を滅ぼしかねません。

また、どう考えても間違っていることが、組織内で多数派によって正しいとされると、いつのまにか組織全体が「正しいのだ」と思い込んで暴走することがあります。

たとえば、社長が出したアイデアがいまひとつでも、「斬新なアイデアですね」など周囲の人が応じると、最初は「たいしたアイデアではない」と思っていた人でさえ、だんだん「いいアイデアかもしれない」と考えるようになってしまうものなのです。これは**物事が正しいかどうかより、数が多いほうにそろえたいという脳の「統一・一貫性」のクセ**にもとづいてしまっているのです。

「自己保存」や「統一・一貫性」にとらわれすぎると、そもそも脳が情報を取り込むことを避けたり、バイアスがかかったりし、正しい理解や深い思考を妨げます。その結果、**誤った判断や言動を引き起こす**ことになってしまうのです。

✓POINT!

- □「自己保存」が過剰反応し、脳の正しい判断を妨げることがある
- □脳には「数が多いほうにそろえたがる」クセがある

図1-4 脳は〝多数派〟の意見に弱い!

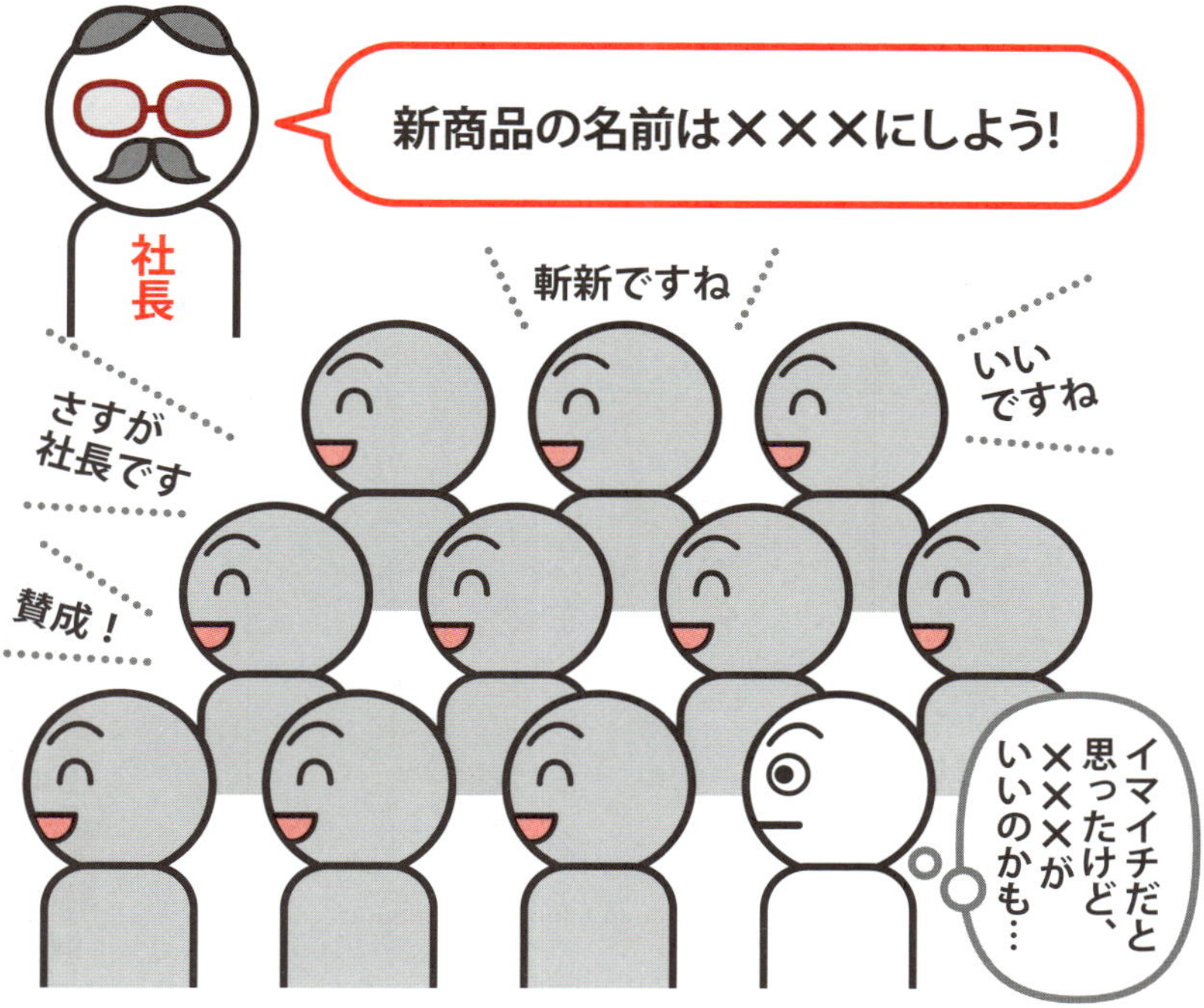
社長
新商品の名前は×××にしよう!
斬新ですね
いいですね
さすが社長です
賛成!
イマイチだと思ったけど、×××がいいのかも…

「統一・一貫性」のクセによって、物事が正しいかどうかより「数が多いほうにそろえる」ことを優先してしまう。

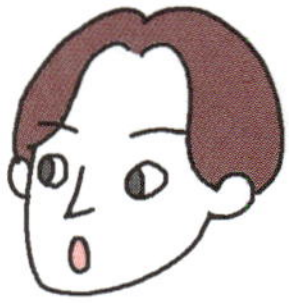

ついまわりの意見にひきずられることって、結構あるような気がします……

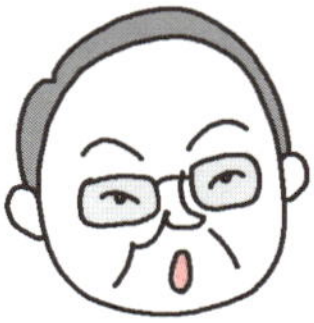

多くの人が同意するもの、権威があるもの、常識とされるものなどは「統一・一貫性」が働きやすいといえますね

Column

脳が考える仕組みを知ろう

この本をさらに読み進めていただく前に、脳の仕組みを簡単に説明しておきます。人が五感から得た情報を、脳はどのようにして取り込み、理解・判断し、思考し、記憶するのか、左ページ上の図を見ながら流れを追ってみましょう。

脳は情報に「好き」「嫌い」のレッテルをはっていた！

目から入った情報は「①大脳皮質神経細胞」が認識し、「②A10《エーテン》神経群」と呼ばれる部分に到達します。「A10神経群」は、危機感をつかさどる「扁桃核《へんとうかく》」、好き嫌いをつかさどる「側坐核《そくざかく》」、言語や表情をつかさどる「尾状核《びじょうかく》」、意欲や自律神経をつかさどる「視床下部《ししょうかぶ》」などが集まった部分。ここで生まれるのが「感情」です。脳では情報に対して最初に「好きだ」「嫌いだ」といった気持ちが発生し、「A10神経群」は情報に対して「この情報は好きだ」「この情報は嫌いだ」などと感情のレッテルをはるのです。

考えや心、記憶を生む「ダイナミック・センターコア」

レッテルをはられた情報は、次に「③前頭前《ぜんとうぜん》野《や》」に入ります。ここは情報を「理解・判断」するところです。自分にとってプラスの情報であると、その情報は「④自己報酬神経群」にもち込まれ、さらに自分にとってためになる、または価値があるものにするために、「⑤線条体《せんじょうたい》―基底核《きていかく》―視床」「⑥海馬回《かいばかい》・リンビック」にもち込まれます。

このような流れをつくりながら、脳は考える機能

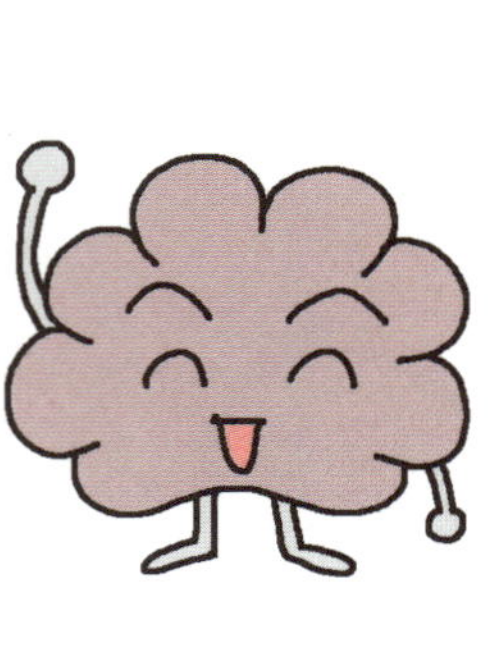

脳は①〜⑥の順番で、理解・判断し、記憶する

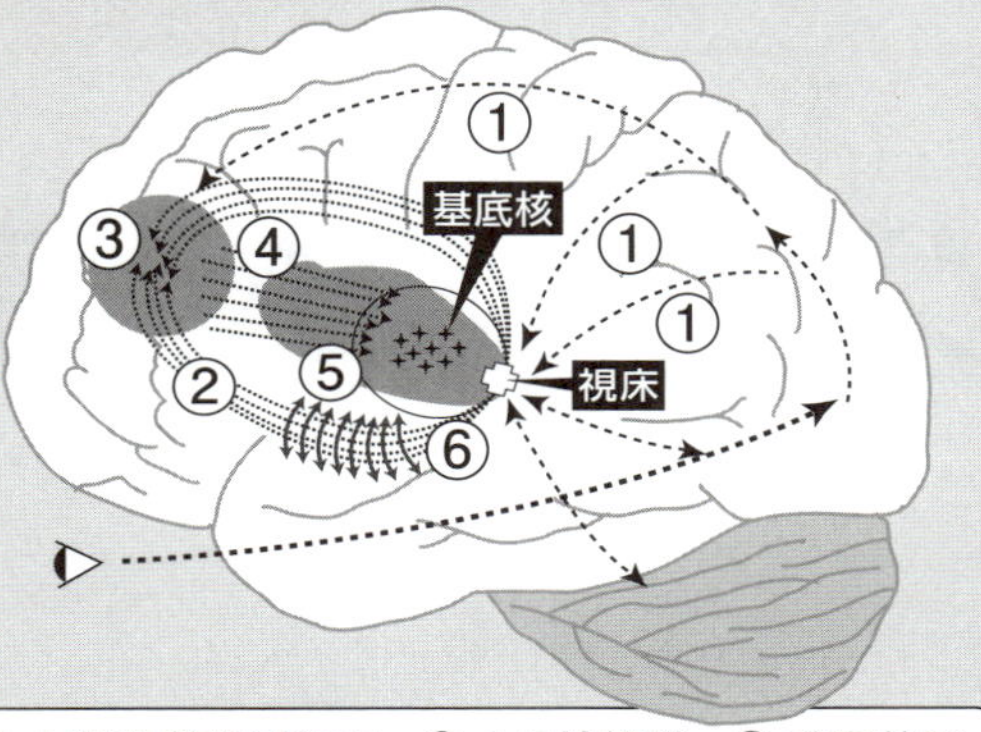
①
①
①
基底核
③
④
②
⑤
⑥
視床

① 大脳皮質神経細胞　② A10神経群　③ 前頭前野
④ 自己報酬神経群　⑤ 線条体−基底核−視床
⑥ 海馬回・リンビック

を生み出すのです。

つまり、大脳皮質神経細胞が認識した情報について、脳は「A10神経群」「前頭前野」「自己報酬神経群」「視床」、記憶をつかさどる「海馬回・リンビック」を総動員して取り込み、「思考」するのです。その際②から⑥までの神経群が一つの連合体として機能しているので、私はこれらの神経群を「ダイナミック・センターコア」と呼んでいます。人間の考え、感情よりずっと複雑な「心」「信念」と呼ぶべきもの、「記憶」などは、「ダイナミック・センターコア」で発生するのです。

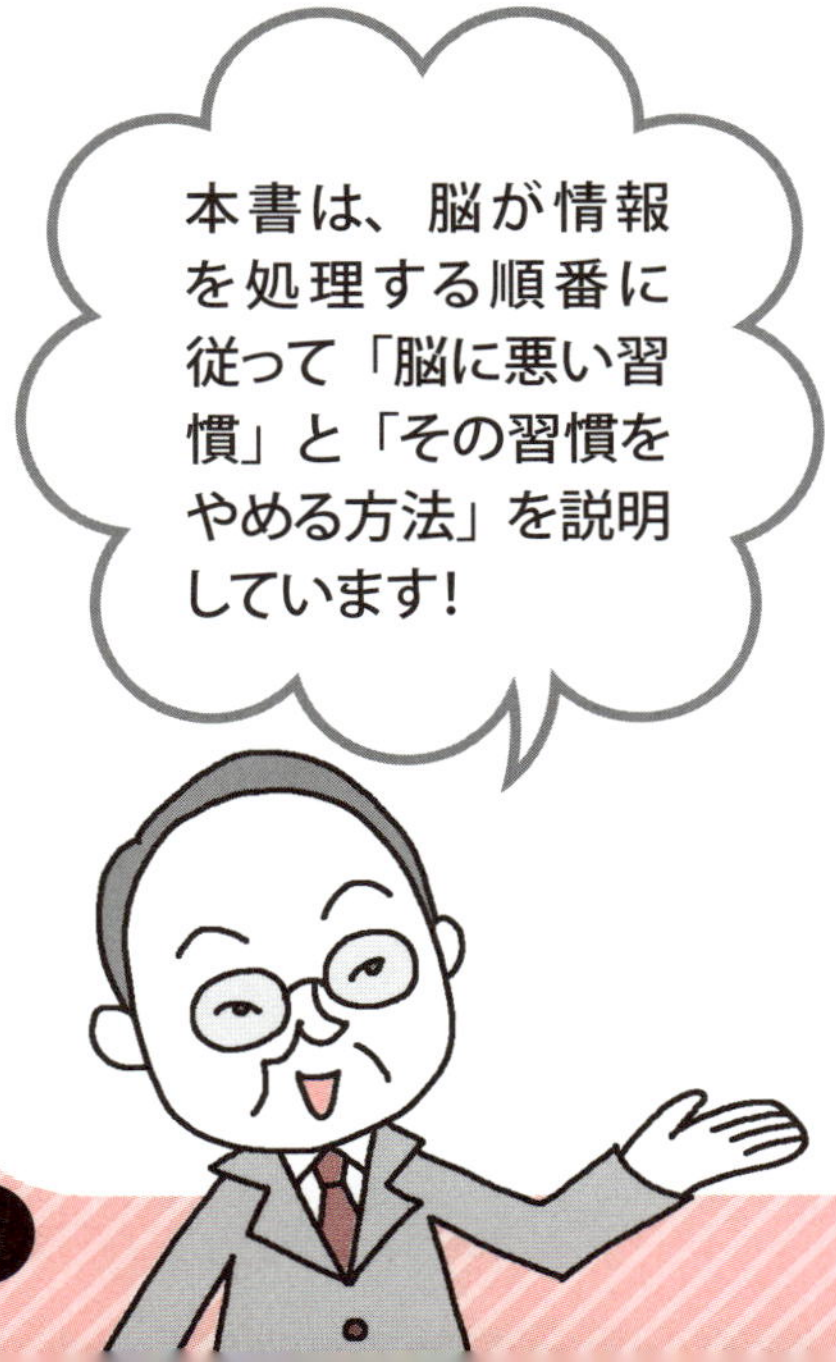
本書は、脳が情報を処理する順番に従って「脳に悪い習慣」と「その習慣をやめる方法」を説明しています！

脳に悪い習慣❷

とグチを言う

Contents

CHAPTER 2

「嫌だ」「疲れた」

この章で学べる意外な脳の話

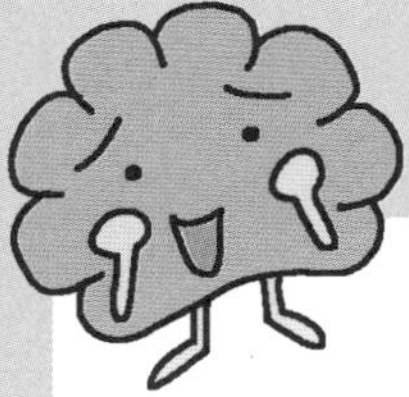

笑顔をつくると脳がイキイキすること、知らないの？　もったいない！

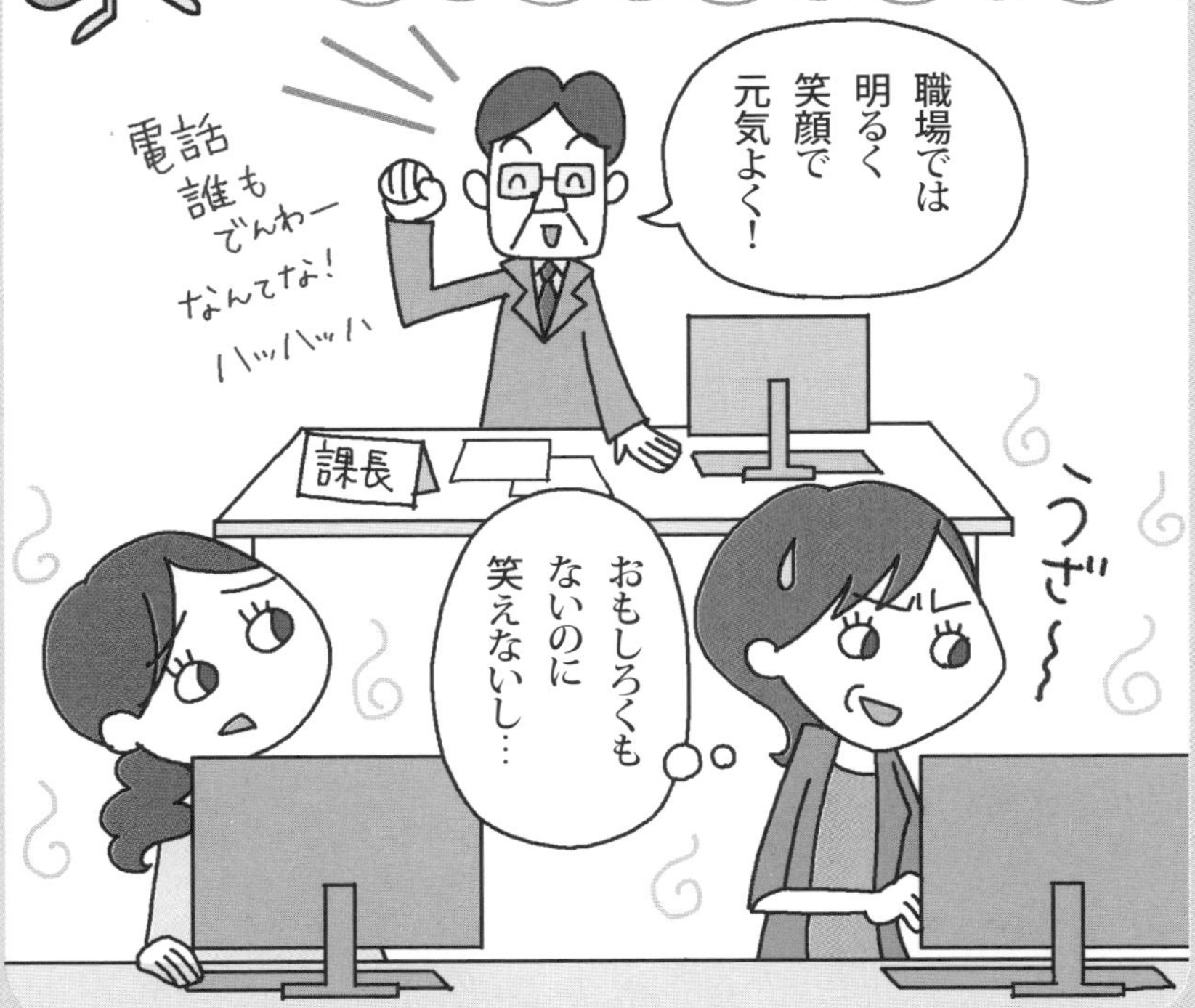
職場では明るく笑顔で元気よく！
電話誰もでんわーなんてな！ハッハッハ
課長
おもしろくもないのに笑えないし…
うざ～

CHAPTER 2-1

「好きじゃない」などマイナスの感情はもつな

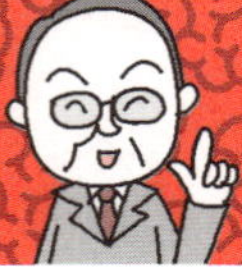

脳内をめぐる情報には、必ず「好き」「嫌い」といったレッテルがはられます。その結果、どんなことが起きるのでしょうか？

人間の目や耳から入った情報は、神経を通って視覚中枢や聴覚中枢に届き、そこからさまざまな脳内の神経細胞とその情報を伝える多くの神経回路を経由します。これらの神経群のことを総称し、「Ａ10神経群」と呼ぶことは、20〜21ページのコラムで説明したとおりです。

脳内で考える仕組みが働く前に、脳内情報は必ずＡ10神経群を通り、「好きだ」「嫌いだ」「感動した」といったレッテルを付加されます。つまり、**人間の脳が理解したり、思考したりして記憶する情報は、すべて感情のレッテルがついたもの**なのです。

このことからわかるのは、理解力、思考力、記憶力などの脳の力は、どれも最初の「感情」によってそのパフォーマンスが左右されるということ。一度、**マイナスのレッテルをはられた情報は、しっかり理解できず、思考が深まらず、記憶もしにくく**なってしまいます。

試験に向けて勉強するとき、仕事に取り組むとき、スポーツをするときなどに、最初から「おもしろくない」「好きになれない」と思ってしまうことはありませんか？

一度、Ａ10神経群で「嫌い」というレッテルがはられてしまうと、脳はその情報に関して積極的に働かなくなります。脳の理解力や思考力、記憶力を高めるには、まず「おもしろい」「好きだ」というレッテルをはらなければなりません。

「好きになる力」を養うことは、そのまま「頭をよくすること」であるともいえるのです。

✓POINT!

- □「嫌い」というレッテルがはられた情報には、脳が働きにくくなる
- □理解力や思考力、記憶力を高めるには「好きになる力」が重要

図2-1 「おもしろそう」と考えれば、脳が働く!

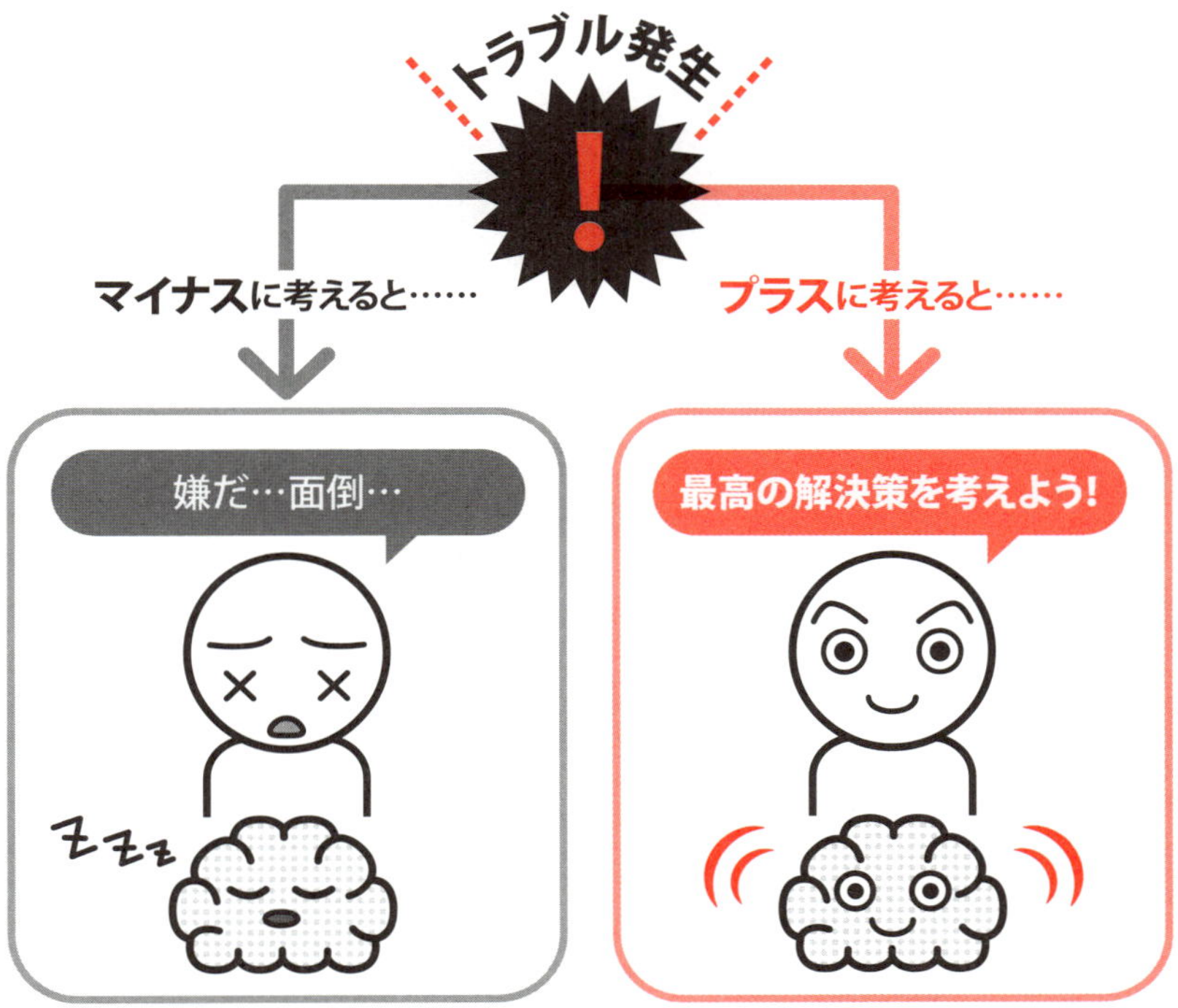

「おもしろそう」「好きになれそう」と考えることが大切。嫌なことでも、楽しみを見《み》出《いだ》せば脳はよく働く。

なるほどなぁ。でも、トラブルや
自分が苦手なことを好きになるのは難しそう……

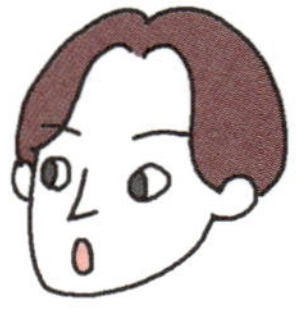

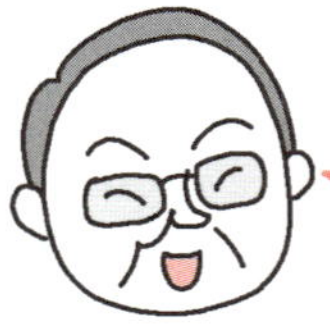

まずは興味をもってチャレンジしてみること。
気持ちを前向きにして取り組み、ハードルを
越えることで好きになれる場合もありますよ!

CHAPTER 2-2

先生を嫌うと、成績がどんどん落ちる

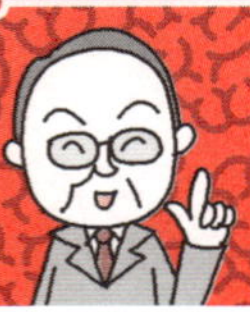

人を嫌いになると、脳のパフォーマンスに悪い影響を与えてしまうことがあります。そのメカニズムを見ていきましょう。

子どものころ、嫌いな先生が教える科目は、成績が伸びなかったという経験はありませんか？　または、上司が嫌いで、仕事もうまくいかないという方も多いのではないでしょうか。

先生や上司が嫌いだと、A10神経群はその指導や指示の内容にも「嫌いだ」というレッテルをはります。**「先生が嫌い」「上司が嫌い」などと人を嫌悪するのは、大切な情報にマイナスのレッテルをはってしまう習慣**なのです。

では、そもそも人は、なぜ他人を嫌いになってしまうのでしょうか？　その理由の多くは、先に説明した「自己保存」と「統一・一貫性」にあります。

「統一・一貫性」という脳のクセから、人間は整ったものやバランスのよいものを好む傾向にあります。顔やスタイル、話し方などが自分の基準と大きくずれていると、それだけで拒絶したくなるのです。

また、**自分と反対の意見を言う人を嫌いになるのも、脳のクセ**です。自分の脳の「統一・一貫性」からはずれる話は受け入れにくく、また「自己保存」が働くことで「嫌いだから避けよう」となってしまいます。

こうしたクセを抑えるには、まず「こういう人は苦手、嫌い」といった先入観を取り払うよう、意識することが大切です。常に「人柄を知っていいところを見つけよう」という姿勢をもち、**最初から「きっと好感をもてるだろう」と考えて話を聞くことが、脳にとっていい結果をもたらす**ことはいうまでもありません。

POINT!

- 人を嫌いになると、その人の発言もマイナスのレッテルがはられる
- 相手に好感をもって話を聞くことが、脳のパフォーマンスを高める

図 2-2　脳は、嫌いな人の何もかもが嫌になる

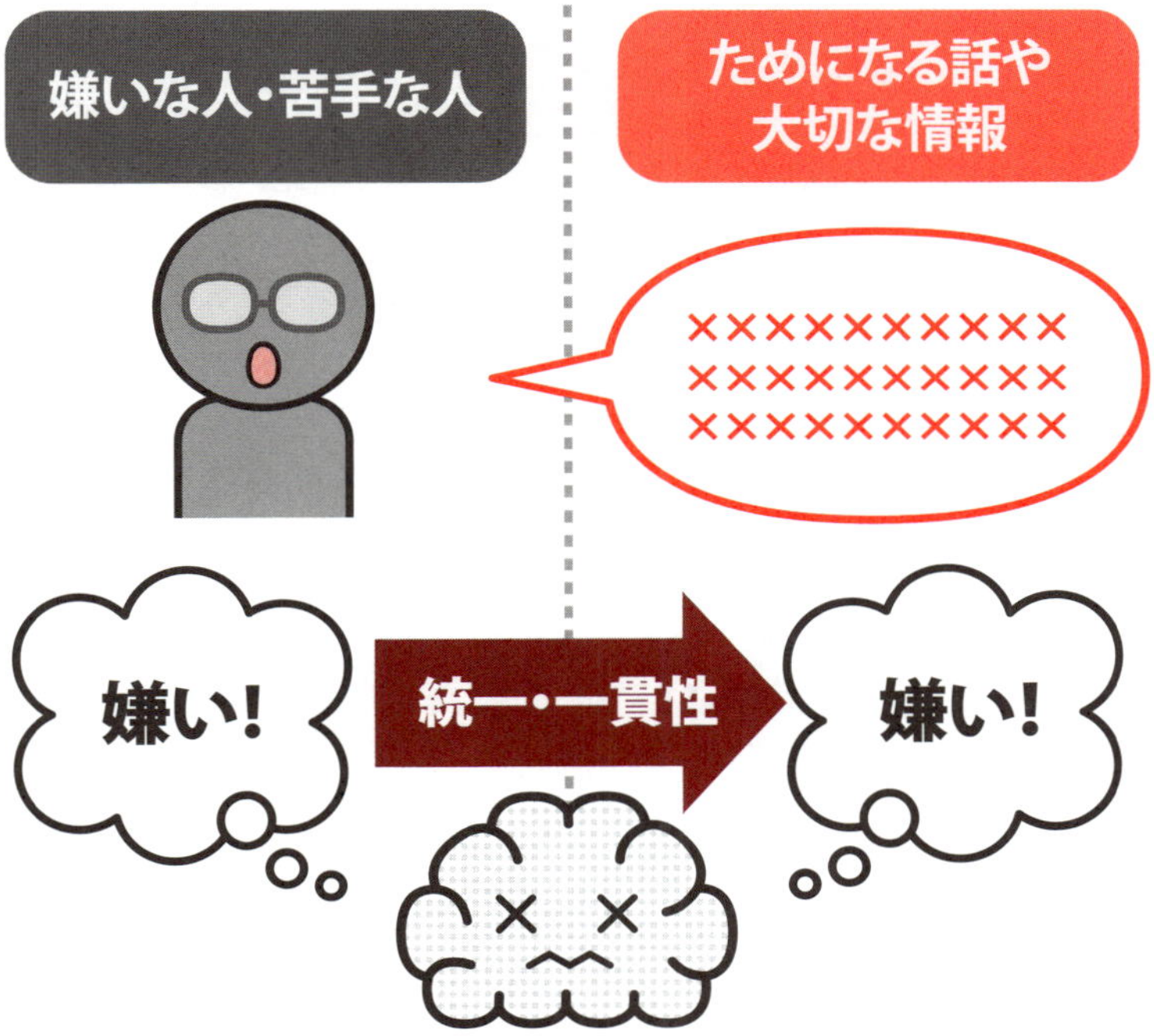

嫌いな人や苦手な人が発する情報に対しては、ためになる話や自分にとって重要な内容であっても、脳がマイナスのレッテルをはってしまう。

確かに、意見が合わない苦手な上司がいて、
その上司に仕事の指示をされると
やる気がぜんぜん起きないんですよね……

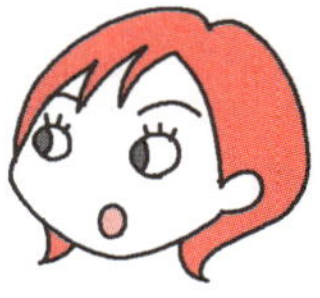

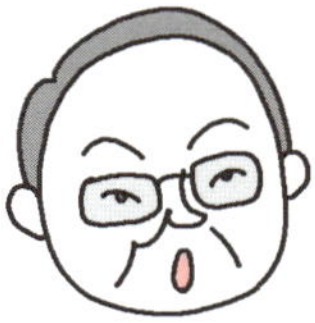

それは脳の悪いクセが働いていますね。冷静に、
「意見が違うからといって、その人を嫌いになる
理由にはならない」と考えましょう!

CHAPTER 2-3

「嫌だ」「疲れた」と口にするのはやめよう

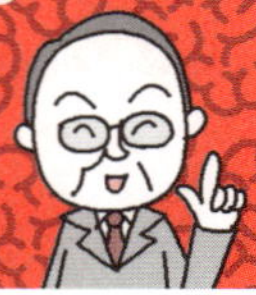

ストレス発散のつもりで口にしているちょっとしたグチが、脳にとってはよくない働きをします。その背景は……

夜遅くまで働いて、それでも次の日は朝早く出勤。仕事はいつも山積み……。こんな状況のとき、つい「今日は働きたくないな」「疲れた」「もうこれ以上できない」「無理だ」などと口にすることはありませんか？

そう深刻な状況でなくても、日常的に「疲れた」と言うのが口癖になっている人もいるかもしれません。仕事中などにも、深く考えることなく「無理だろう」「難しい」といった否定的な言葉を使う場面は、よくあるはずです。

こうした言葉を発するのも、実は**「自己保存」という脳のクセの表れ**なのです。このことに気づいていないために、「グチを言ったほうがストレス発散になるんだ」と誤解している人もいるのではないでしょうか。

ところが、こうした**否定的な言葉は、自分が言っても、周囲が言うのを聞いても、脳にとっては悪い影響しかない**のです。というのも、目の前にやるべきことがあっても、否定的な言葉を聞くとA10神経群がそれに反応し、情報にマイナスのレッテルをはってしまうからです。これでは、脳の理解力や思考力が落ちてしまいます。

何気なく口にする、そのちょっとした言葉がみなさんの脳のパフォーマンスを落としているとしたら、非常にもったいないことだと思いませんか？　しかもグチから何か新しい発想が生まれることはまずありません。とくに、**仕事や勉強に取り掛かる前にグチを言うのは避けるべき**です。

POINT!

- □ 否定的な言葉は、口にするだけでも脳に悪い
- □ 否定的な言葉は「自己保存」のクセの表れ
- □ 仕事や勉強のときにグチを言うのはNG

図2-3 脳の働きを止める「NGワード」とは

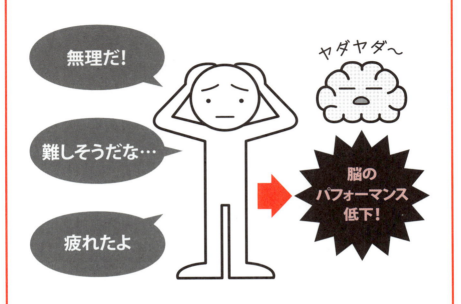

グチなど否定的な言葉は、口にするだけで脳のパフォーマンスが落ちる!

ヤバい!　これまで毎日のように「疲れた」って口にしてたような気が……

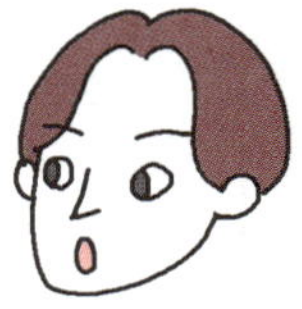

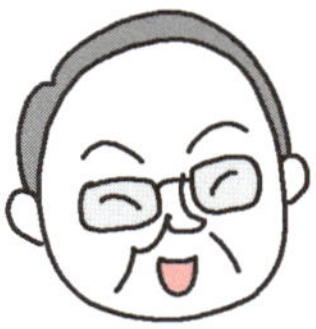

「グチを言わない」というのは難しく感じるかもしれませんが、まわりの人と注意し合いながら、少しずつ否定的な発言をやめていきましょう!

CHAPTER 2-4

素直に「すごい！」と感動しないと、脳が鈍る

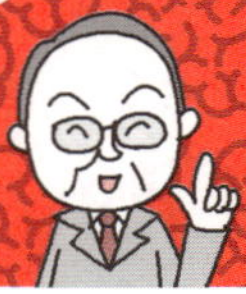

最近、何かに感動しましたか？
脳は感動することでレベルアップするもの。
気持ちを動かす方法を押さえておきましょう。

脳にとって、人の話を聞いたときや新しい知識に触れたときなどに、素直に「すごいな」と感動することは非常に大切です。これは、A10神経群に感動をつかさどる「尾状核」があり、気持ちを動かすことができると、判断力と理解力が高まるからです。**「感動する力」は、脳をレベルアップさせる**のです。

感動というのは、何も特別、大それたことに対してでなくてもかまいません。日常的な会話のなかでも、「そうなんですか。すごいですね」「それはおもしろい」などと気持ちを動かすことができるはずです。

「最近、あまり感動していないかもしれない」という場合は、周囲の環境を見直してみましょう。**まわりが無感動な人ばかりだと、脳の感動する力が弱まってしまう**ことがあります。これは、冷めた人が集まる組織のなかで自分だけ感動しようとしても、脳の「統一・一貫性」を保とうとするクセからして難しいからです。

冷めた人に囲まれている場合は、まわりを変えるように地道に働きかけましょう。まずは「自分がいることで、その場が明るくなるようにしよう」と心がけ、周囲が興味を示して乗ってくる話題選びを意識してください。

また、**誰かが話をしているときは、「なるほど」「すごいね」などと言葉をそえながら話を聞く**ようにしましょう。組織のメンバーが「すごいね」と言い合って話が盛り上がるようになると、自分も感動できる場面が増えてくるはずです。

✓POINT!

- □気持ちが動くと、判断力と理解力が高まる
- □「すごい！」「おもしろいな」などと口にし、素直に感動する姿勢をもつことが大切

図2-4　素直に感動すると、脳の働きがよくなる

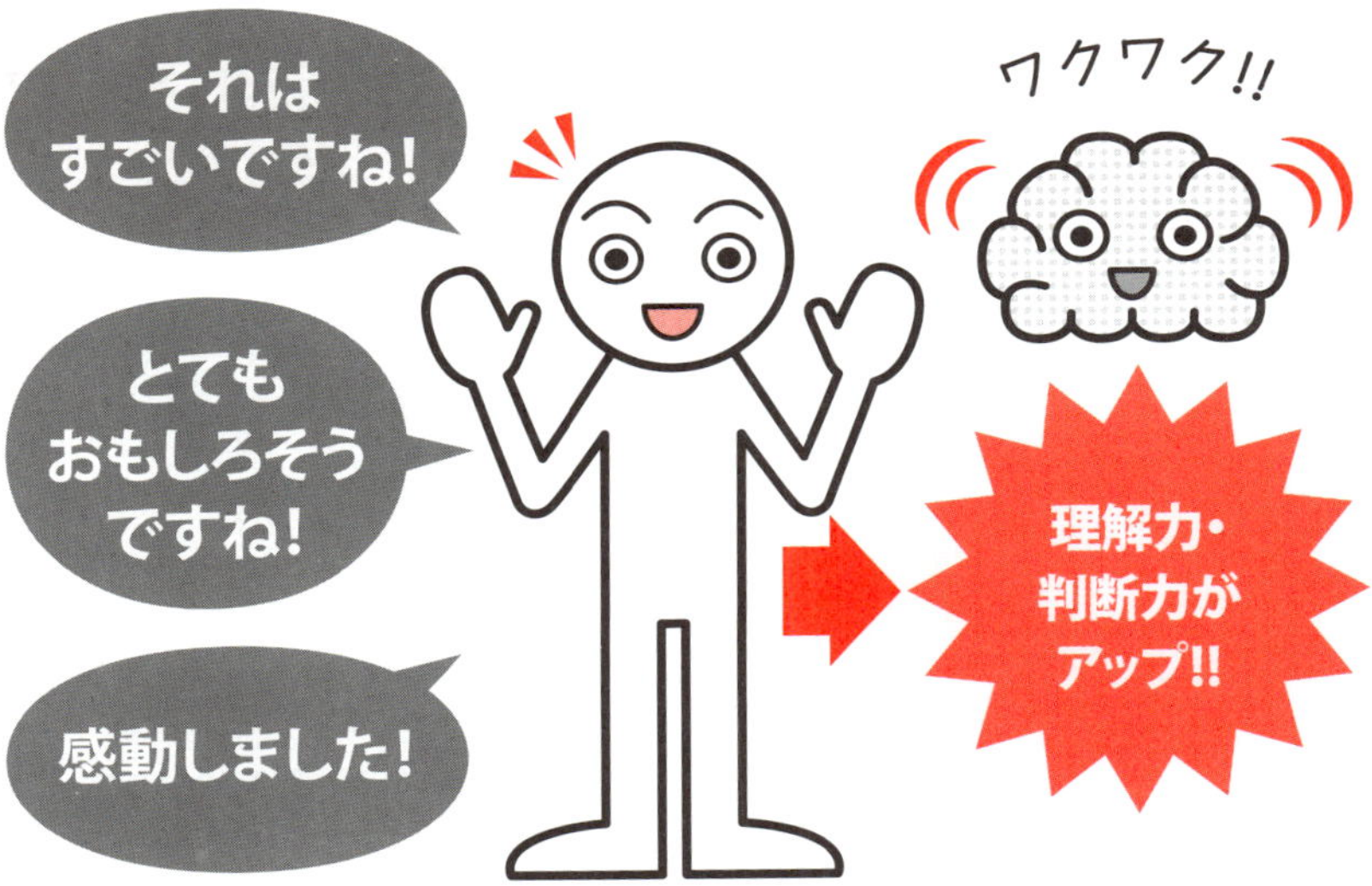
それは
すごいですね！
とても
おもしろそう
ですね！
感動しました！
ワクワク!!
理解力・
判断力が
アップ!!

感動をつかさどる「尾状核」によって気持ちが動くと、判断力と理解力が高まる。
素直に感動する人は脳のパフォーマンスもアップする！

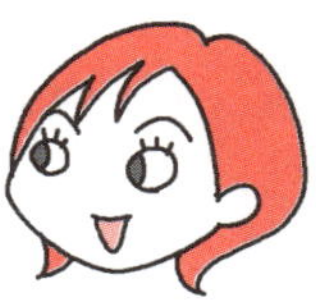

なるほど、私もどんどん「すごい！」と口にして素直に感動するようにしたいと思います！

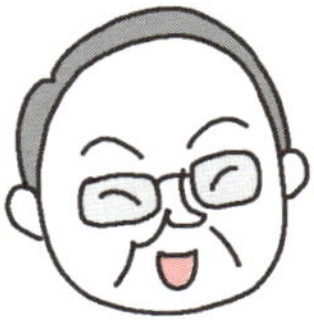

会社では、同じ部署の人と感動し合うことも大切ですよ。チームの雰囲気がよくなりますし、仕事のパフォーマンスも確実にアップします！

CHAPTER 2-5

表情が暗いと脳のパフォーマンスも下がる

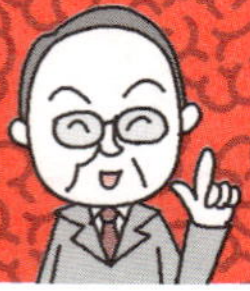

「あまり笑わない」という人は、要注意。表情が脳のパフォーマンスに与える影響を知り、笑顔の効果を学びましょう。

私は以前、日本大学医学部附属板橋病院の救命救急センターで部長を務めていました。その当時、上司としてスタッフに課していた習慣があります。それは、**「出勤前に必ず、鏡の前で最高の笑顔をつくってくること」**です。

一人で鏡の前に立って笑うというのは、一見、奇妙に思えるかもしれません。しかしこれは、脳医学にもとづいた脳の働きを高める方法なのです。

A10神経群のなかの「尾状核」は表情をつかさどっており、顔の表情筋とつながっています。表情筋は口の周囲だけで12くらいあるのですが、私は意識を失っている患者さんでも、目や口のまわりの表情筋を刺激して、反応があれば、A10神経群の機能は残っていると診断していました。

笑顔を浮かべていると、否定的なことや暗いことは考えにくいものですが、これは顔の筋肉とA10神経群が密接に関連しているからです。これまでに否定的な感情が脳のパフォーマンスを落としてしまうことを説明してきましたが、**努力してでも笑顔をつくると否定的な感情が生まれにくく、結果的に脳の力を発揮することにつながる**のです。世間では「笑顔で健康に」などとよく言いますが、私は、笑顔で脳のパフォーマンスを上げることをおすすめします。

まずは**朝、鏡へ向かったときに顔をマッサージし、最高の笑顔をつくる練習をする**ことから始めてみてください。もちろん仕事中なども、いつも笑顔でいることが脳の機能を高めてくれます。

✓POINT!

- □ 表情筋とA10神経群には密接な関係がある
- □ 笑顔をつくれば否定的な感情が生まれにくくなり、脳のパフォーマンスが上がる

図2-5 表情筋を動かすと脳に好影響あり!

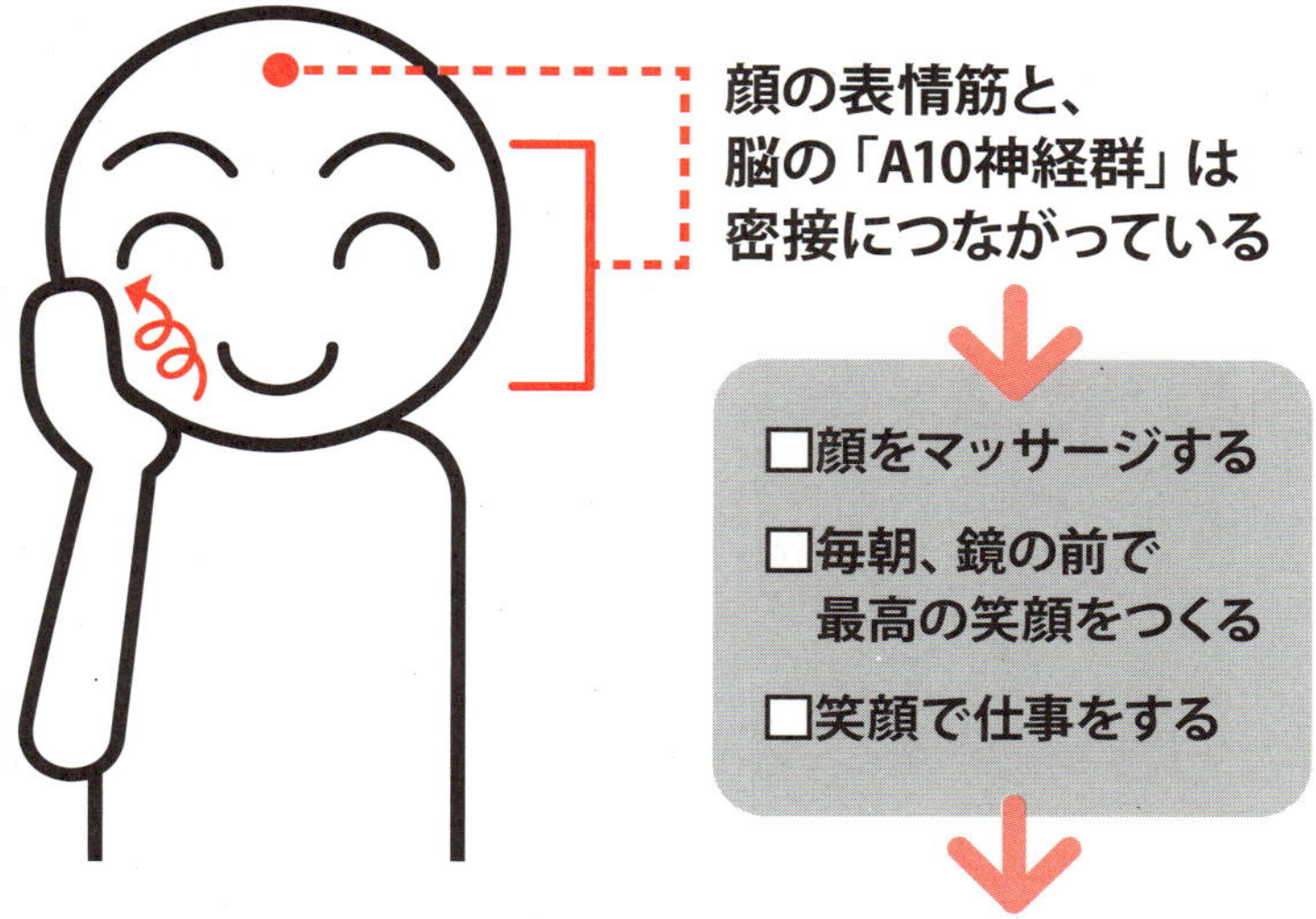
顔の表情筋と、
脳の「A10神経群」は
密接につながっている
□顔をマッサージする
□毎朝、鏡の前で
最高の笑顔をつくる
□笑顔で仕事をする

脳医学の観点からは、明るい笑顔をつくることが大切。笑顔でいれば否定的なことや暗いことは考えにくく、脳のパフォーマンスを高めやすい。笑顔で脳の力を活かすことが、勉強やスポーツ、仕事などでの活躍につながる。

なるほど、これならオレにもすぐできそうです!

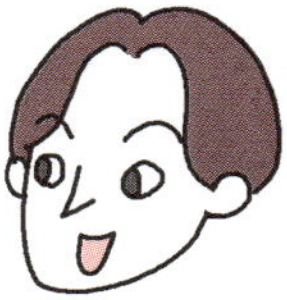

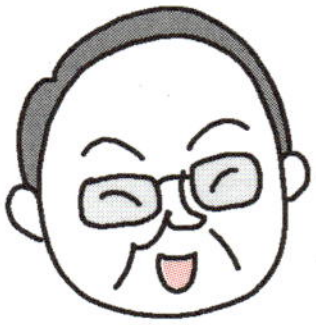

いい笑顔をつくる習慣が身につけば、
脳の働きがぐっとよくなりますよ!

Column

疲れた脳を上手に回復させる方法

「疲れる脳」と「疲れない脳」、違いはどこにある？

みなさんは、「疲れる脳」と「疲れない脳」があることを知っていますか？

「楽しい、おもしろい」と感じるのがA10神経群の機能ですが、みなさんは、興味・関心をもって前向きに取り組んでいることなら、いくらでもがんばれるのに、「おもしろくない」と思っていると、すぐに疲れを感じてしまうという経験があるのではないかと思います。

集中して聞く授業や講演などではたいして疲れを感じないのに、「つまらないな」と感じると、終わったあとでどっと疲れが出る――同じように座って話を聞いているのに、どうしてこのような違いが表れるのでしょうか。

これは、脳の疲労を除去する中枢が、A10神経群とつながっているからです。楽しいと感じることをやっていると、脳の疲れが取れていきます。つまり、「疲れない脳」は、興味をもっておもしろいと思える感性がつくるのです。

逆に「おもしろくない」「嫌だ」などとグチを言ったり、グチばかり言う人と一緒にいたりすると、それだけで脳は疲れてしまいます。グチっぽい人のまわりに人が集まらないのは、脳が疲れることを避けようとするためであるといえるでしょう。

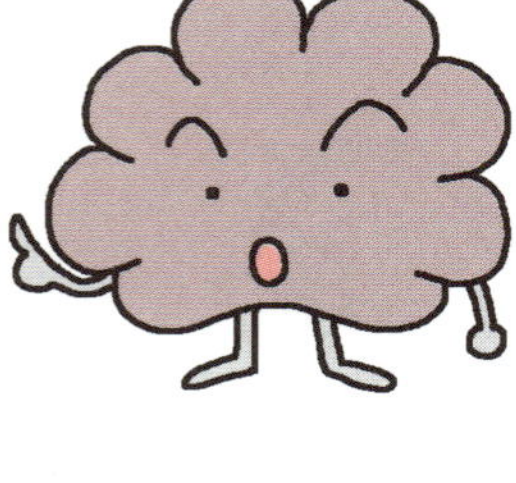

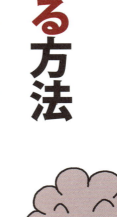

楽しく会話することが脳の疲れを取り除く

積極的に脳の疲れを取るのであれば、有効なの

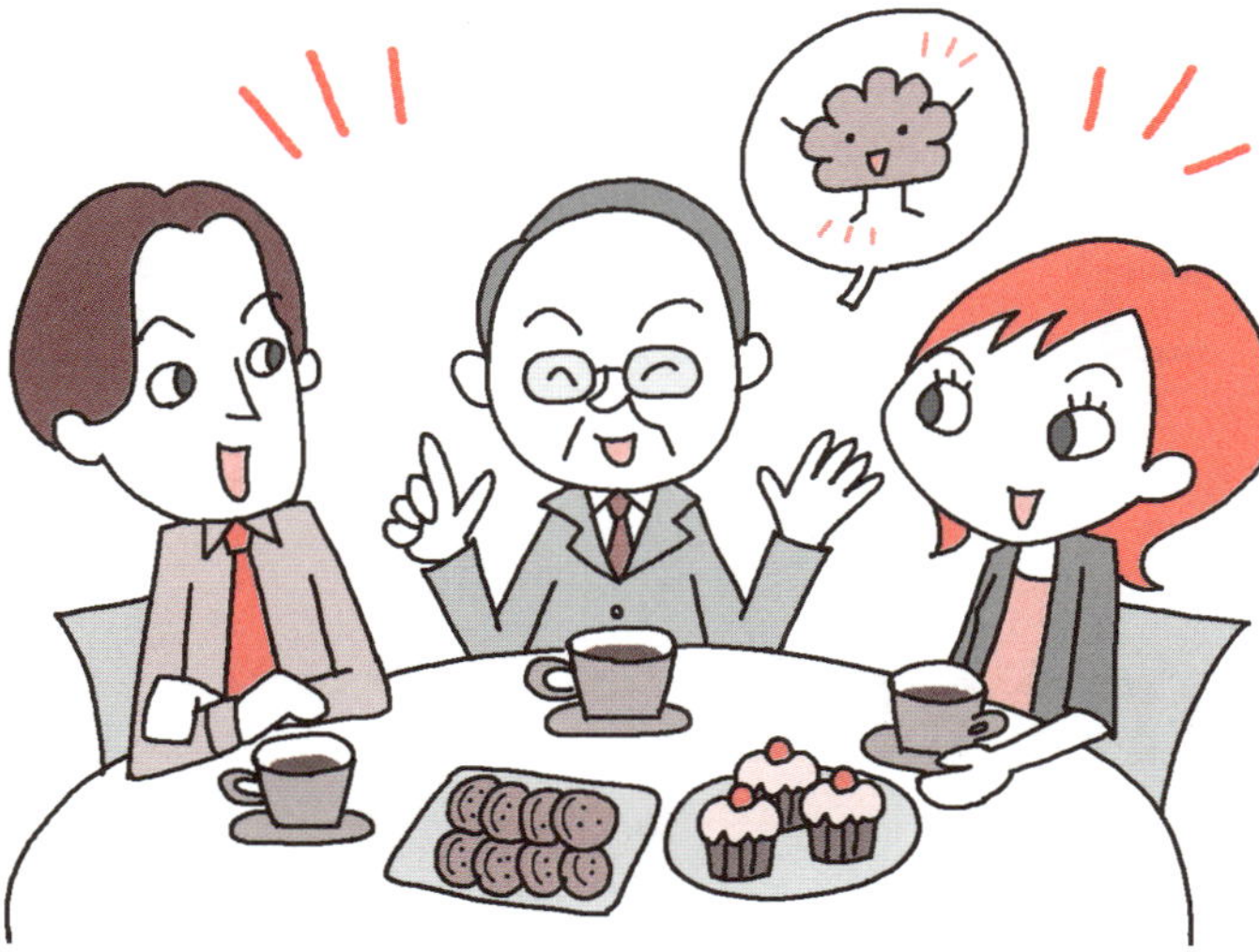

は、友達や家族と楽しく会話をすることです。

とくに女性は、言語中枢が発達している人が多いので、楽しい会話の効果が出やすいでしょう。

「友人と会って食事をしながら楽しいひとときを過ごしたら、疲れが吹き飛んだ」というのは、A10神経群が活用され、脳の疲労が除去されるからなのです。

こうした場では、遊び心をもち、くだらない話も存分に楽しむことをおすすめします。

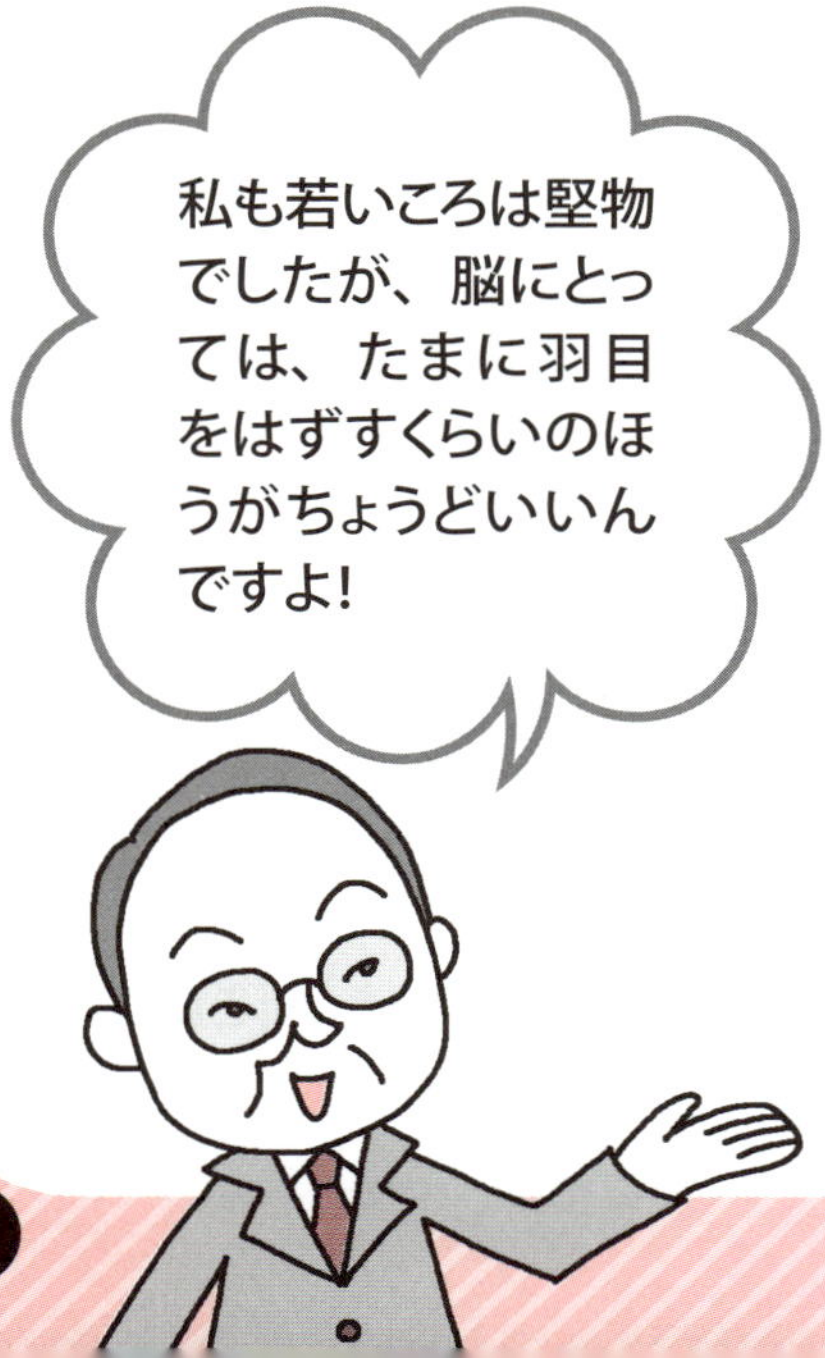
私も若いころは堅物でしたが、脳にとっては、たまに羽目をはずすくらいのほうがちょうどいいんですよ!

脳に悪い習慣❸

をコツコツやる

Contents

CHAPTER
3

言われたこと

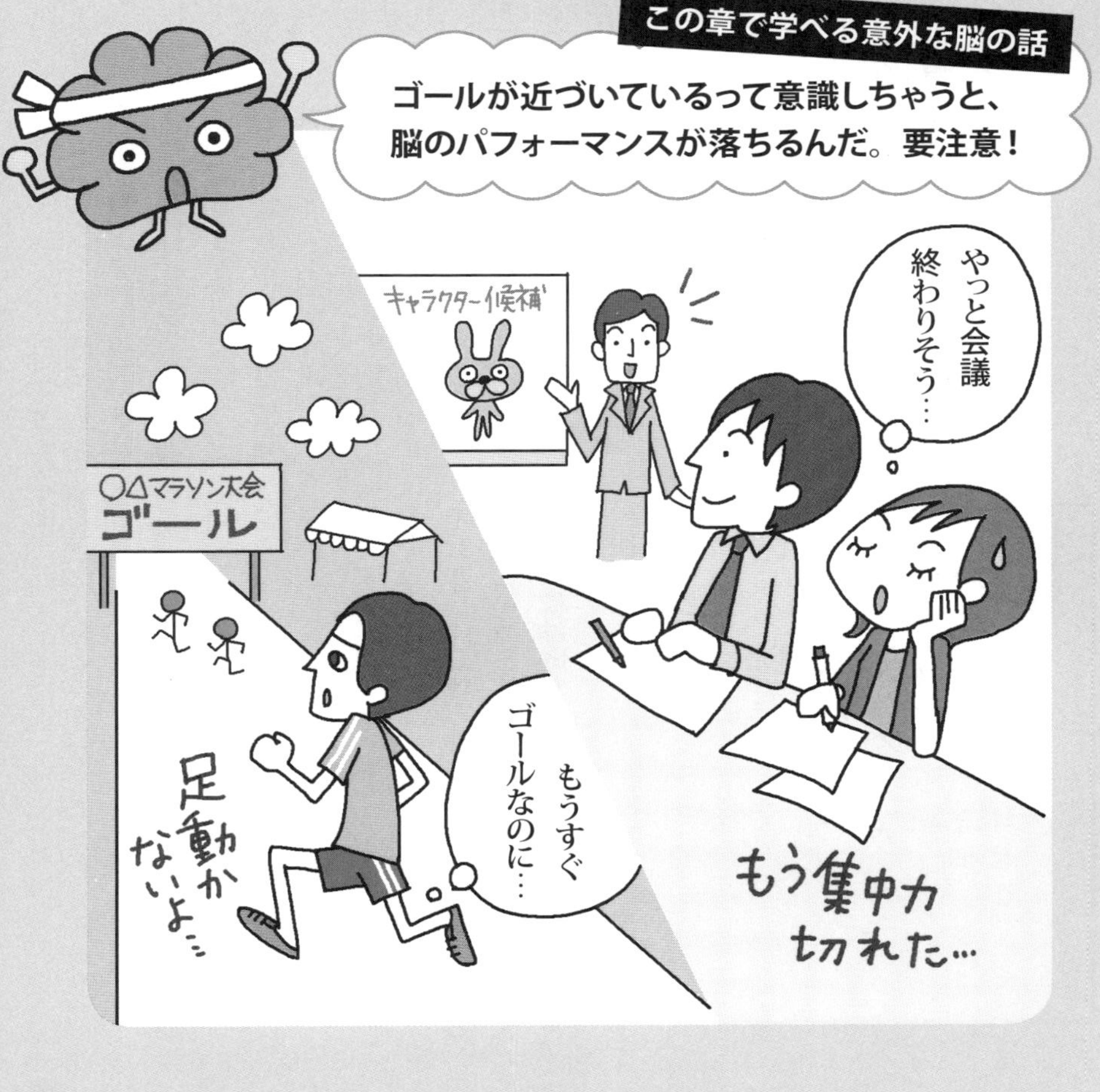
この章で学べる意外な脳の話
ゴールが近づいているって意識しちゃうと、
脳のパフォーマンスが落ちるんだ。要注意！
キャラクター候補
やっと会議終わりそう…
○△マラソン大会
ゴール
もうすぐゴールなのに…
足動かないよ…
もう集中力切れた…

CHAPTER 3-1

脳は「ごほうび」がないと、うまく働かない

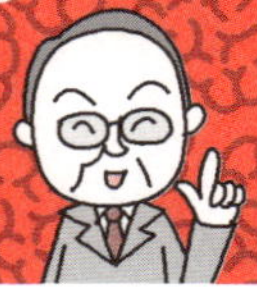

おもしろいことに、脳のなかには「ごほうび」があるとよく機能する部分があります。詳しく見ていきましょう。

A　10神経群でレッテルをはられた情報は、前頭前野で理解・判断されます。その後、自己報酬神経群を介し、海馬回・リンビックの機能を働かせながら「ダイナミック・センターコア」のなかで情報がぐるぐるめぐることによって、考えや心、記憶が生まれます。

「ダイナミック・センターコア」の前に位置し、前頭前野と線条体をつなげている**「自己報酬神経群」**は、情報が考える仕組みに向かっていくときの「通路」であり、**「自分自身に対する報酬＝ごほうび」を与えられることによって機能する**神経細胞群。人間の脳のなかには、情報の流れにおいて、自分へのごほうびをモチベーションとして機能する部位があるのです。

脳内の情報の流れからわかるように、**自己報酬神経群が働かなければ、脳は思考力を十分に発揮できず、考えや心、記憶も生まれにくくなります**。自己報酬神経群の働きを阻害する習慣は、脳のパフォーマンスを落としてしまうのです。

また、自己報酬神経群を働かせるのは、「ごほうびが得られた」という結果ではなく、**「ごほうびが得られそうだ」という期待**であることに注意が必要。「ごほうびが得られそうだ、得るためにがんばろう」と脳がとらえるからこそ、それがモチベーションとなり、その後の思考力や記憶力が存分に発揮されるということです。つまり、**自分から「ごほうびを得るためにがんばろう」という主体性が伴わなければ、自己報酬神経群は働かない**のです。

✓ POINT!

- □「自己報酬神経群」は、ごほうびを与えられることで機能する
- □「自己報酬神経群」を働かせるには、主体性をもつことが必要

図3-1 脳の〝ごほうび〟で思考力、記憶力がアップ!

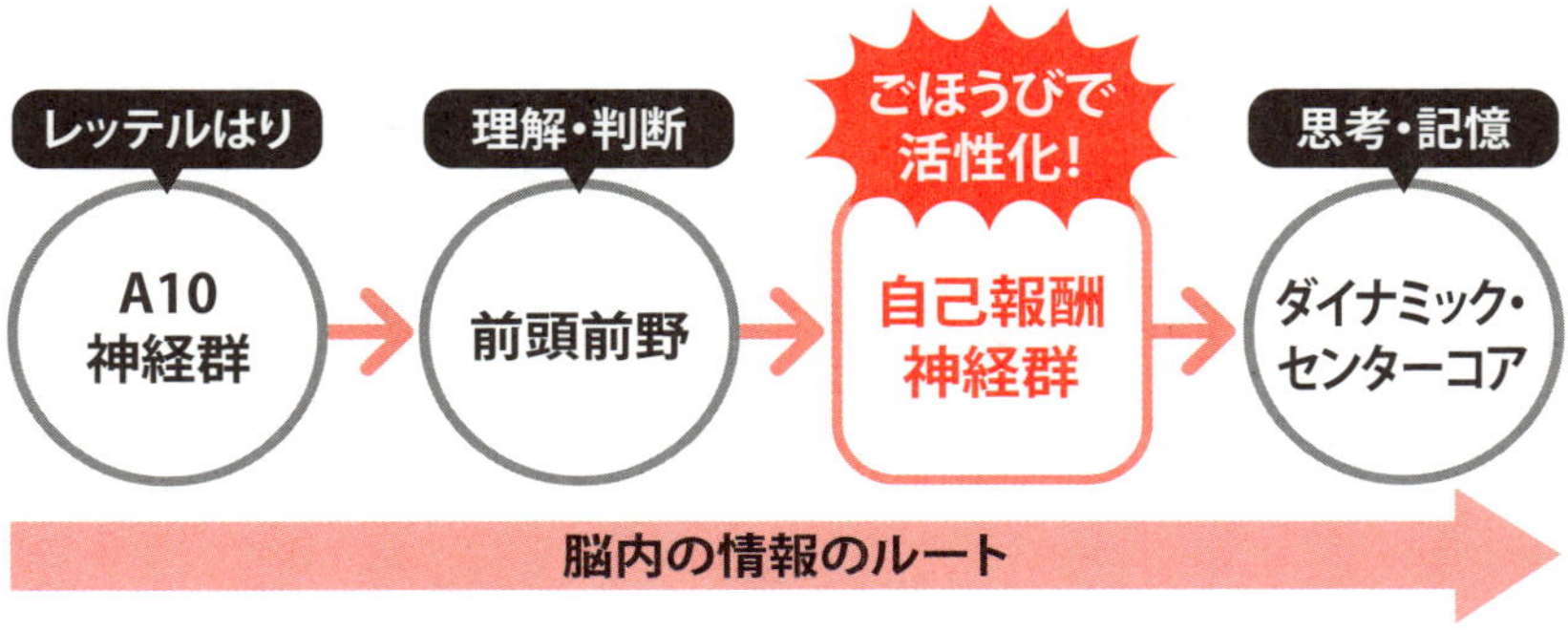

レッテルはり
A10
神経群
理解・判断
前頭前野
ごほうびで
活性化!
自己報酬
神経群
思考・記憶
ダイナミック・
センターコア
脳内の情報のルート

POINT

❶脳にとっての〝ごほうび〟があると思考・記憶しやすい

❷ごほうび＝脳がうれしいと感じること＝達成・貢献

❸自己報酬神経群は、ごほうびが「得られそうなとき」によく働く

ごほうびって、誰からか「もらうもの」というイメージがありますが……

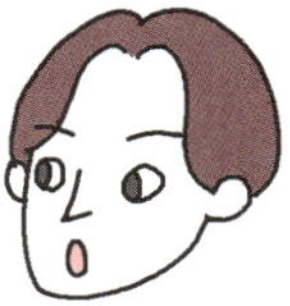

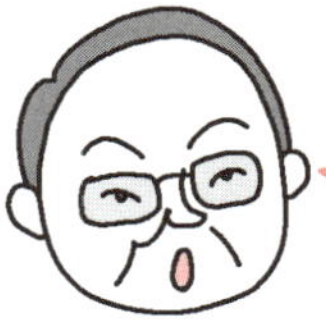

脳にとってのごほうびは、ぼんやり待っていて得られるものではありません。「主体性」をもつことが、非常に重要なポイントですよ!

CHAPTER
3-2

「できた」と考えると思考力が落ちる

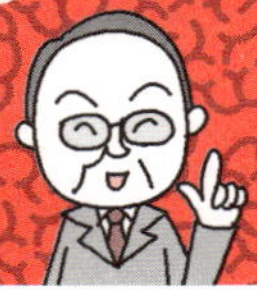

自己報酬神経群をうまく働かせるには、ちょっとしたコツがあります。考え方を変えるだけで、大きな効果が期待できますよ。

自己報酬神経群は、ごほうびへの期待をモチベーションとします。これは逆にいうと、「できた、終わった」と思った瞬間、脳がモチベーションを失うことを意味しています。まだ終わっていないのに、**「できた」と思ってしまうと、自己報酬神経群が「もうこのことは考えなくてもよい」と判断する**のです。

　仕事や勉強をしていて、まだ完全には終わっていないのに、「だいたいできた」と考えることはありませんか？　これは、脳に「とまれ！」と言っているようなもの。仕事が「あと少しで完成するな」と思ってほっとすると、途端に能率が下がる。会議が終わるころになると、メンバーの集中力が途切れてくる……。

　「だいたいできた」ということは「まだできていない」はずですが、脳は「だいたいできた」という〝否定語〟によって思考することをやめてしまいます。自己報酬神経群の働きをうまく活用するには、**物事をもう少しで達成できるというときこそ、「ここからが本番だ」と考える**ことが大切です。物事を達成する人と達成しない人の脳を分けるのは、**「まだできていない部分」「完成するまでに残された工程」を認識し、そこにこだわるかどうか**です。

　たとえば、試験を終えた子どもに「どうだった？」と尋ねたとき、「だいたいできた」と答える子どもは、あまり成績が伸びません。「ここがダメだった」と具体的に言え、そのできなかった部分にこだわってこそ、勉強ができるようになるのです。

✓POINT!

- □脳にとって、「できた」は「もう考えなくてよい」という意味になる
- □もう少しで終わりそうなときに「ここからが本番だ」と考えると脳の働きを維持できる

図3-2 「終わり」を意識すると、脳の血流が減る！

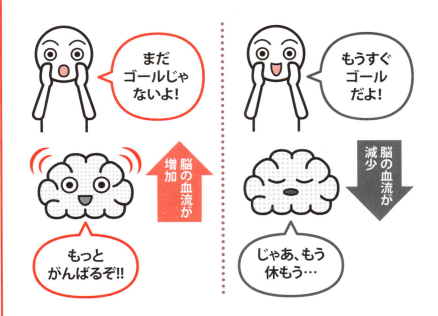

「できた」「終わった」と思うと、脳はモチベーションを失ってしまう。ゴールが近づいたら「そろそろ終わる」ではなく「ここから本番だ」と考え、残された工程にこだわることが脳の機能を高める。

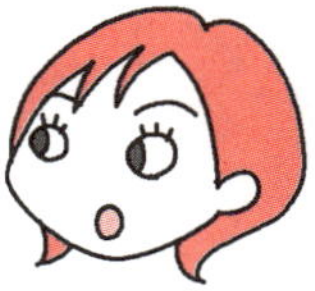

もう少しでゴールだ！ というときにゴールを意識しないのは難しそうですね……

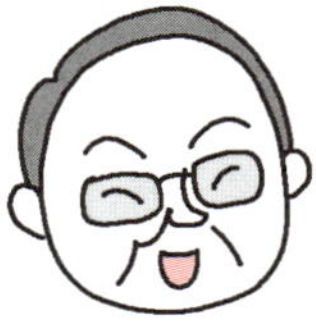

ゴール直前は、「ここからが大切」と考えるよう心がけましょう。「やった！」と思うのは、目標を成し遂げたあとにとっておいてくださいね！

CHAPTER 3-3

「無理かもしれない」と考えるのはNG

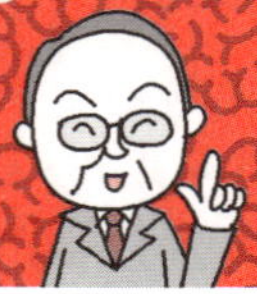

困難な問題に直面したときの、上手な「脳の使い方」を学びましょう。これでみなさんの問題解決力がぐんとアップ！

みなさんは、仕事の途中などで「これをやり遂げるのは難しいな」「無理かもしれない」と思ってしまうことはありませんか？

　こうした考えも、実は脳の「自己保存」のクセによる「自分を守ろう」という反応が過剰になった結果として生まれるもの。そして、**いったん「無理かもしれない」と考えると、それが脳にとっての〝否定語〟として作用し、思考力や記憶力をダウンさせてしまいます。**

　「どうなんだろう？」と不安に思えば、情報はA10神経群へと戻って「理解・判断」をやり直そうとしますから、思考が深まることのないまま、頭のなかでぐるぐると同じ回路をまわり続けることになってしまうのです。

　困難な課題に取り組むときには、「もうこれ以上は無理だ」「できそうにない」といった思考にとらわれがちですが、脳のパフォーマンスを取り戻す方法はあります。それは、**「なぜ難しいのか」を考え、対策を立てることに意識を集中する**ことです。

　ビジネスの現場などで、さまざまな理由をあげて平気で「無理だ」と口にする人がいますが、「無理」と言うことは思考停止を意味します。

　どんなことでも、できない理由をあげるのは簡単です。**「できない」と言っているのは、脳が「自己保存」のクセにしたがって、できないことを正当化したがっている状態**です。そこから一歩踏み出さなければ、問題はいつまで経っても解決できません。

✓POINT!

- 「難しい」「無理かも」と思うと脳は働かない
- 「難しい」と思ったら、なぜそう思うのかを考え、対策を立てることに集中する

図3-3 「無理」と思えば、思考は深まらない

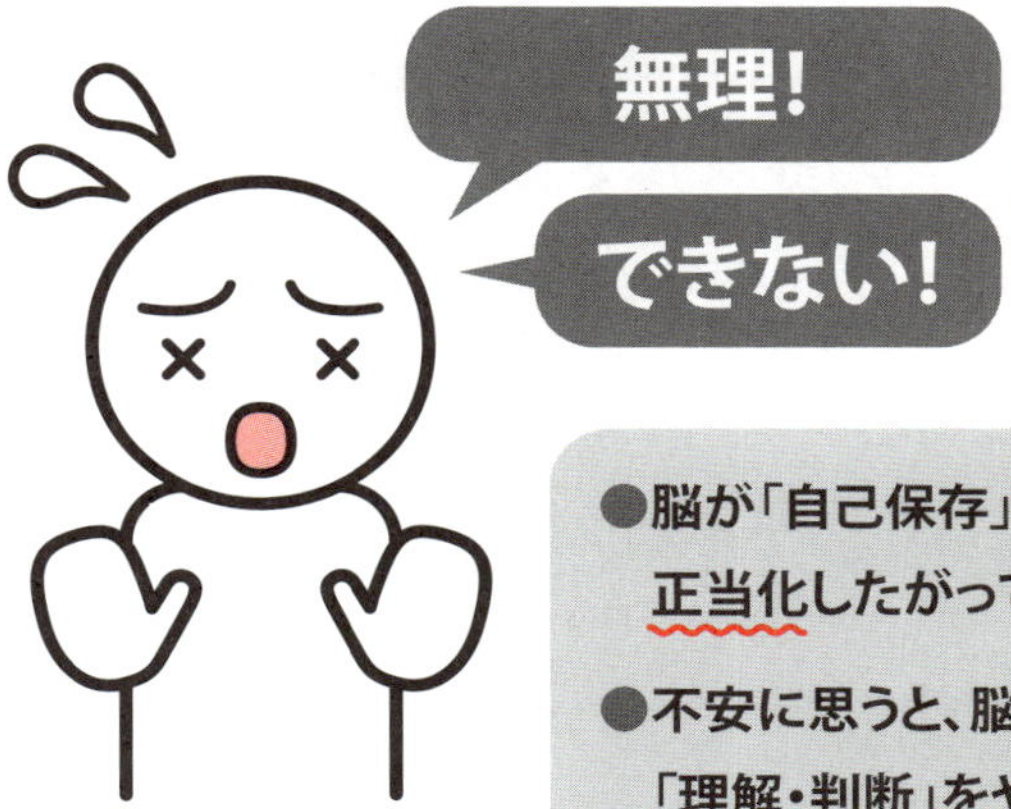

＝ **脳にとっての否定語**

●脳が「自己保存」のクセでできないことを正当化したがっている状態

●不安に思うと、脳は情報の「理解・判断」をやり直す
→いつまで経っても「思考」が深まらない

脳のパフォーマンスを取り戻すには?

❶「なぜ難しいのか」を考える
❷対策を立てることに集中する

あまり深く考えず、「こんなのできないよ～」って口にしている気がします……

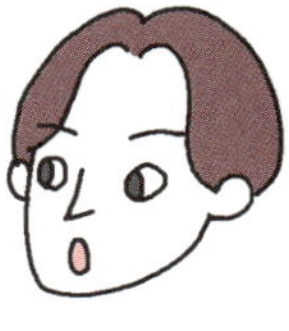

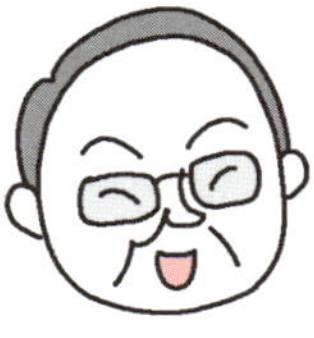

「絶対にできる」と思って前向きに取り組んだほうが、脳はパフォーマンスを発揮できるんですよ!!

CHAPTER 3-4

「コツコツやる」態度は、達成率を落とす

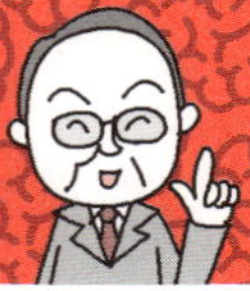

一般によいとされていることでも、
脳にとってよくない習慣があります。
実は、「コツコツ」もその一つ。どうしてでしょう？

一般に「コツコツとやること」「一歩一歩、着実に進めること」は、ほめられこそすれ、否定されることはないでしょう。しかし、**「コツコツ」や「一歩一歩」には、「失敗しないように慎重に進めよう」という「自己保存」のクセが隠れています。**

この「失敗しないように」という考えは、「失敗するかもしれない、失敗したらどうしよう」という考えと表裏一体のものです。

「失敗するかもしれない」は脳にとっての〝否定語〟です。また、「慎重に一歩一歩」とゆっくり物事を進めていると、どうしても集中力が落ちてしまうし、完成が近づいたときには「そろそろ終わりだな」と考えてしまいます。結果的に最後までやり遂げないまま、「だいたいこんなところでいいだろう」と妥協してしまうことになりやすいといえます。

ですから、**自己報酬神経群をよく動かすためには、決断・実行を早くし、達成に向かって一気に駆け上がることが必要**です。

仕事やスポーツなどで勝負をかけるシーンではとくにこのスタンスが重要。仕事の大きな課題をやり遂げようとする、スポーツで勝負に勝とうとするといった場面で達成率を上げるには、全力投球が必要なことはいうまでもありません。**全力投球することと「コツコツ」は、まったく別のもの**なのです。

「達成すること」より前に、「どう達成するか」などの達成のしかたを追究し、最後の詰めに執着することで、脳はもてる才能を最大限に発揮できるようになるのです。

POINT!

- 「コツコツ」やると「失敗するかも」という自己保存のクセが働きやすくなる
- 決断・実行を早くし、「一気に駆け上がる」のが脳を働かせるコツ

図3-4 「コツコツ」やると脳のパフォーマンスが落ちる

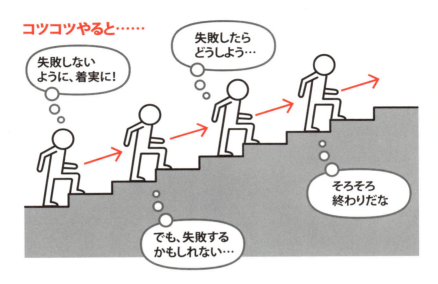

「コツコツ」の裏には、脳にとって否定語となる考え方や、脳のモチベーションを落とす考え方がひそんでいる。

決断・実行を早くし、「一気に駆け上がる」スタンスが重要!

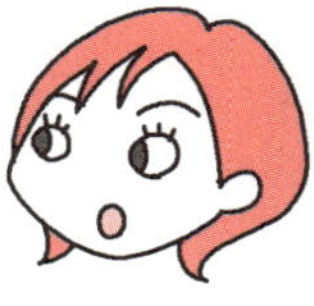

「コツコツ」や「一歩一歩、着実に」ってよいことだとばかり思ってました……

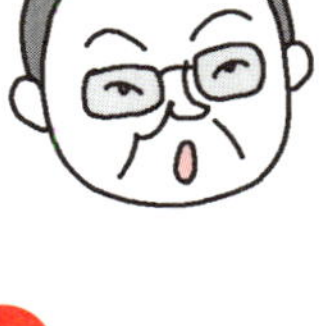

全力投球することと「コツコツ」は、まったく別のもの。脳の達成率を上げ、集中してことを成し遂げるためには、「コツコツ」は間違いです

CHAPTER 3-5

「がんばります」では力は発揮できない

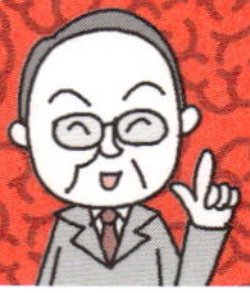

脳をがんばらせるには、それを可能にするような頭の使い方が重要です。そのポイントを押さえておきましょう。

脳に対しては、明確に「目標」を決めてやることが大切です。

みなさんは常日ごろ、「目的」と「目標」を分けて考えているでしょうか？　たとえば「がんばって契約を取ってきます」というのは、ただの「目的」。「目標」とは、契約を取るために何をするか、やるべきことを具体的にしたもののことをいいます。目的を達成するためには、いくつもの目標があることになりますが、それを明確にしないまま「がんばります」と言う人は少なくありません。

根性論で「がんばります」とだけ言っていても、脳は何をがんばればいいのかわかりません。**「がんばります」は、脳にとっては意味不明な言葉**なのです。

また、「がんばること」自体が目標になってしまうと、目的を達成しなくても「がんばったから」と納得してしまい、いつまでも目的を達成できないという悪循環に陥ることになりかねません。よく「がんばります」「今日はがんばった」などと口にしている人は、要注意です。脳がパフォーマンスを発揮できるようにするには、**達成すべき目標や、今日は何を達成したのかを具体的に言えるようにする**必要があるのです。

なお、ときおり耳にする「ノーミスでがんばります」というのも、脳に悪い考え方の例といえますから、注意が必要でしょう。**「ノーミス」と言っている時点で、それは脳にとって「ミスしないようにする」という〝否定語〟を含み、「ミスするかも」という考えを生みやすくする**からです。

✓POINT!

- □ ただ「がんばります」と言っても、脳はがんばれない
- □ 目標を明確にし、何をがんばればよいか具体的にすることが大切

図3-5 具体的な「目標」を決めると脳がよく働く

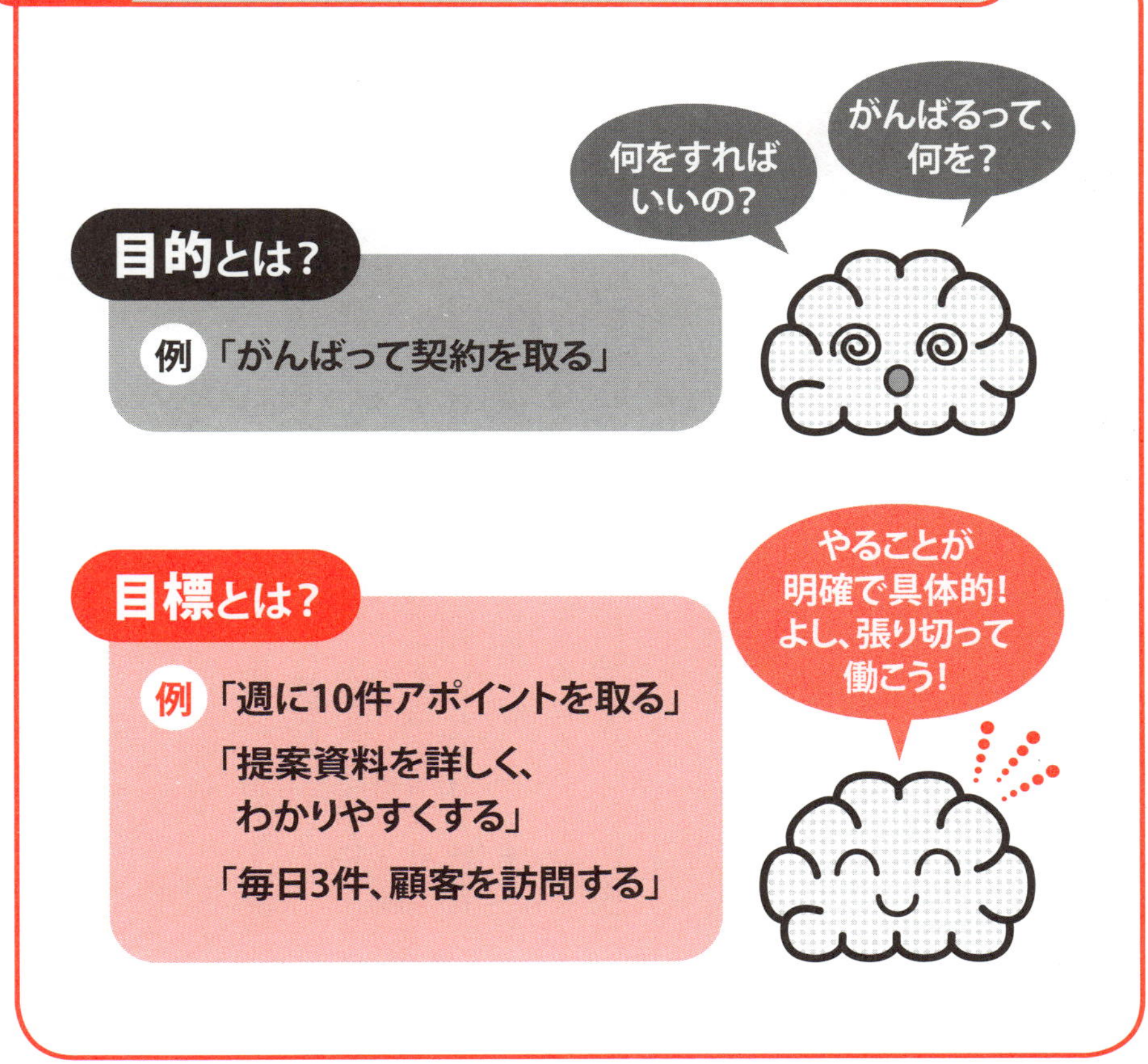
何をすれば いいの？

がんばるって、何を？

目的とは？

例「がんばって契約を取る」

やることが 明確で具体的！ よし、張り切って 働こう！

目標とは？

例「週に10件アポイントを取る」

「提案資料を詳しく、わかりやすくする」

「毎日3件、顧客を訪問する」

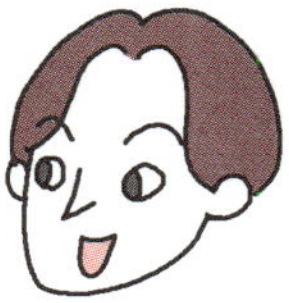

「がんばります！」と口にしていれば
やる気も出ると思ってたけど、
脳にとっては、それではダメなんですね……

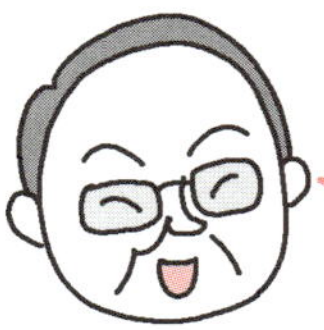

目的と目標の両方を定め、紙に書いて
はっておくなどして、脳に対して「がんばるべき
方向性」を明示する習慣を身につけましょう！

上司や先生に素直に従うな

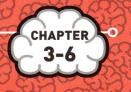

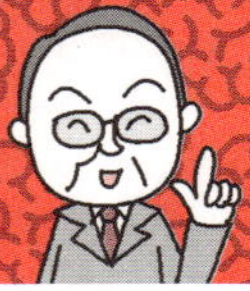

上司や先生の指示に従うことばかり考えていると、思考力が働きにくくなります。キーワードは、「主体性」です。

自己報酬神経群は、「自分からやる」という主体性をもって、考えたり行動したりしないと機能しません。**「上司が言ったから」「先生に指示されたから」というような従順な態度では、物事が「理解」できても、「思考」が働かない**のです。

部下や教え子という立場なら、上に立つ人の指示を受けるのは当然ですが、指示されたときに「ただ言われたとおりにやればよい」という態度で臨まないことです。**「自分がやるからにはもっとよくしてやろう」と、「自分から」というスタンスをもつことが必要**です。

自分では「上司や指導者に従順」というつもりがなくても、安心はできません。主体性という観点で考えると、周囲にすぐ「どうすればいいですか」と質問ばかりしている人にも、同じ問題があるといえます。わからないことがあったときに自分で考えることをせず、その場限りの対処法を聞いてすませていると、いつまで経っても自分の脳で解決策を考え出す力はつきません。

また、何か失敗すると、すぐ責任を周囲のせいにする習慣がある人も注意が必要です。悪気がなくても、つい「上司が言ったから……」「この環境ではしかたがない」「自分は悪くない」などと口にしてはいませんか?

主体性をもつということは、同時に「失敗したら自分の責任である」という覚悟をもつことでもあります。人のせいにできるということは、主体的に取り組んでいないことの証明にもなるのです。

✓POINT!

- □自己報酬神経群は、「自分からやる」姿勢をもつとよく働く
- □指示されたことでも主体的に取り組むことが大切

図3-6 「言われたことをやるだけ」では脳が働きにくい

同じように上司や先生から指示された場合でも……

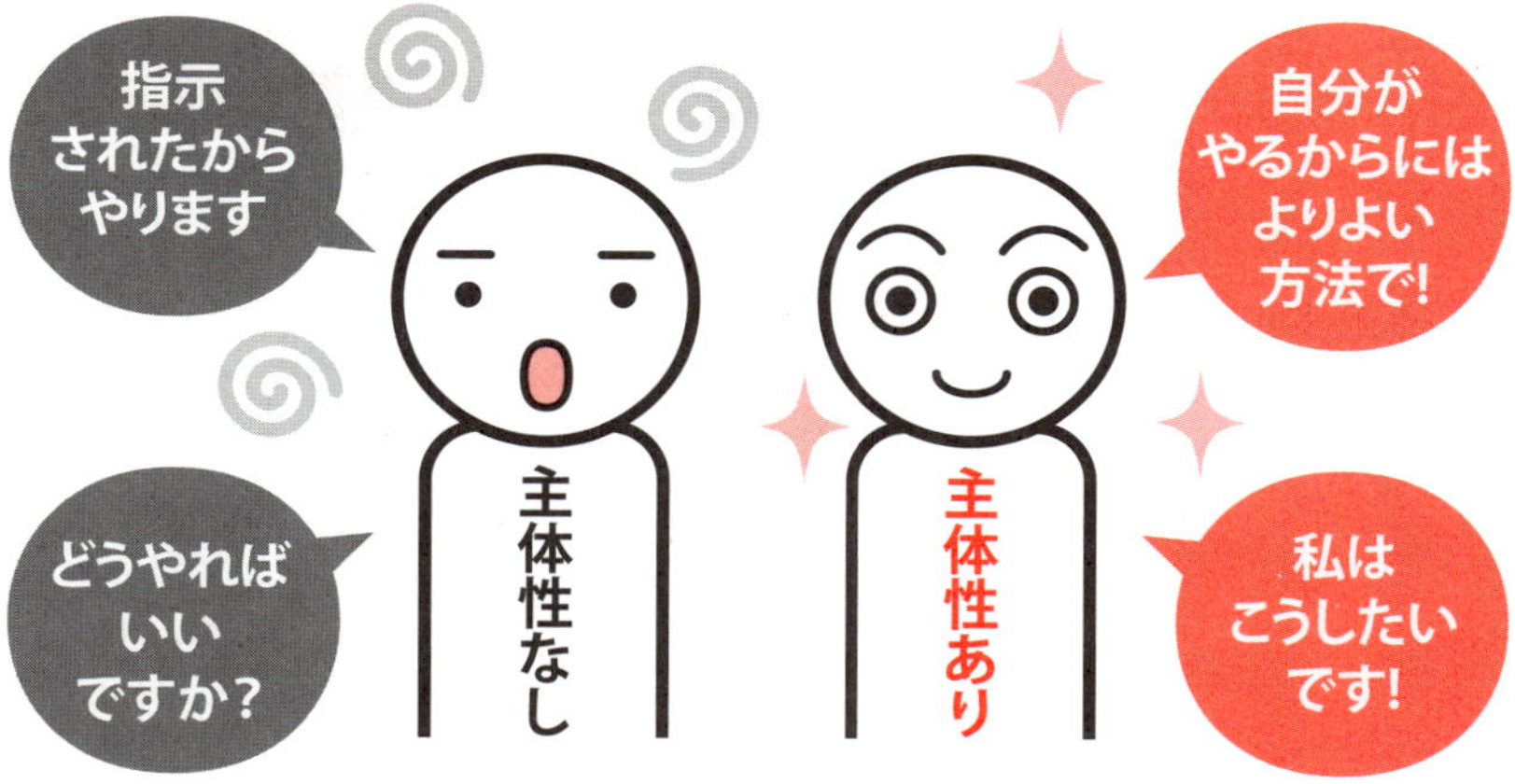
指示
されたから
やります
どうやれば
いい
ですか?
主体性なし
主体性あり
自分が
やるからには
よりよい
方法で!
私は
こうしたい
です!

自己報酬神経群は「自分からやる」という主体性をもって考えたり行動したりすることで機能する。言われるがままに動いても、思考は深まらない。

「どうすればいいんですか?」って、
上司や先輩によく聞いてるかもしれません……

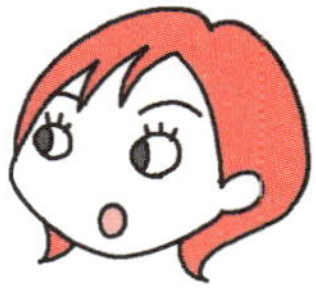

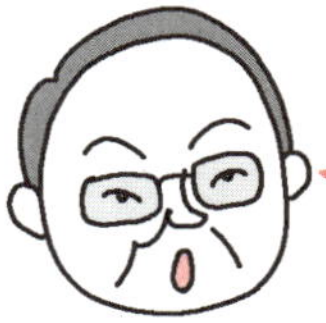

〝他人任せ〞の姿勢では、自己報酬神経群が
働かず、考える才能は止まってしまいますよ!

CHAPTER 3-7

大事な場面でリラックスするな

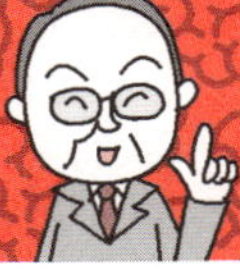

大事な場面で緊張してしまうと「リラックスしなくては」とあせりがちですが、実はこれはNG。その理由を見ていきましょう。

大事なプレゼンを控えたときや自分の今後を左右する試験に臨むとき、重要な試合の前など〝ここぞ〟という場面で緊張を覚えるというのは、誰しも経験があることでしょう。こうしたシチュエーションで、よく「もてる能力を発揮するには、緊張していてはダメだ。リラックスしたほうがよい」と言う人がいますが、これは大きな誤りです。

緊張感は身体《からだ》の調子を上げる役割をもっています。気持ちが高まると、交感神経が刺激され、心臓や呼吸器が活発に働き、脳や手足に十分な酸素を送り込むのです。運動のエネルギーとなるブドウ糖も、交感神経が刺激されてアドレナリンが放出され、肝臓のグリコーゲンを分解することでつくられます。**〝ここぞ〟というときの緊張感は、脳が身体の機能を最大限に活かすためのもの**であるといっていいでしょう。

もちろん、緊張しすぎると心臓がドキドキしたり、手や声が震えたりして力を発揮できなくなることはあります。視床下部にある自律神経が気持ちの高まりの影響を受けることで、血中のカテコラミン濃度が上がり、筋肉を硬くしてしまうからです。

自律神経は自分の意思でコントロールできないのですが、呼吸によって間接的にコントロールする方法があります。**ドキドキしたり震えたりするときは、息をゆっくり長く吐きましょう。ぐっと深く吐き出すために、腹筋を締めるのがコツ**です。緊張しやすい人は、日ごろからこの呼吸法を練習しておくといいですね。

✓POINT!

- □大事な場面で、リラックスしようとしない
- □緊張しすぎたら、息をゆっくり長く吐く
- □日ごろから呼吸法の練習をするのも◎

図3-7 リラックス状態では、脳も休息する

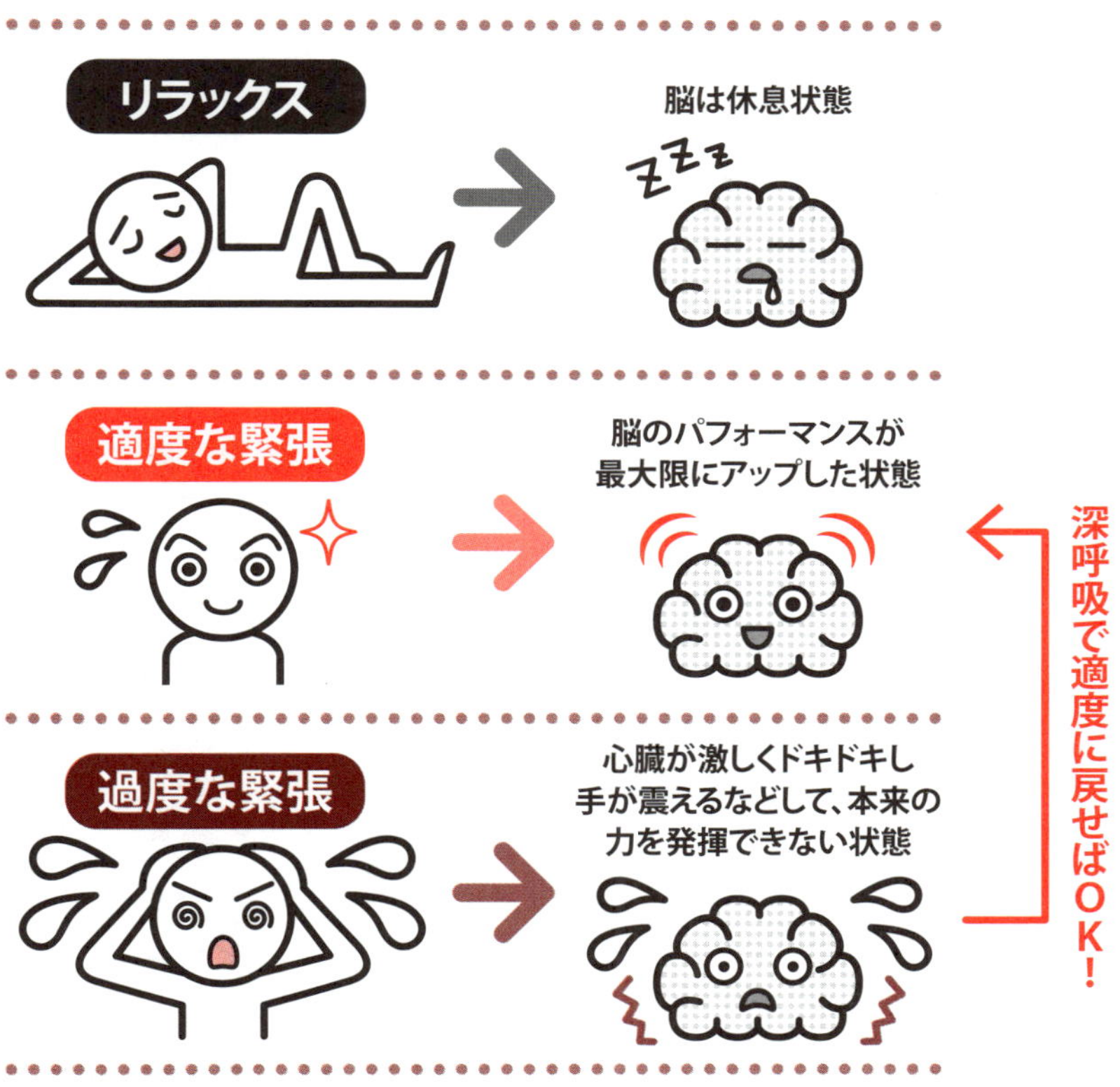
リラックス
脳は休息状態
適度な緊張
脳のパフォーマンスが
最大限にアップした状態
過度な緊張
心臓が激しくドキドキし
手が震えるなどして、本来の
力を発揮できない状態
深呼吸で適度に戻せばOK！

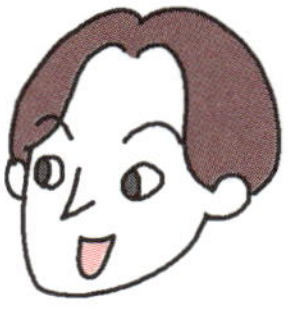

すごく緊張しやすいので、
呼吸法はぜひ取り入れてみたいと思います！

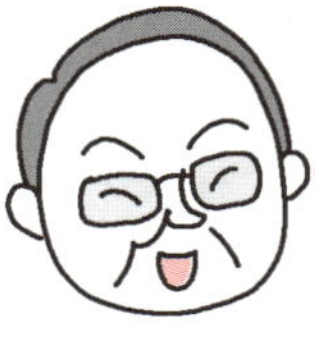

私も昔は、難しい手術に備えて、毎朝
起き上がる前に息を深く吐いて、副交感神経を
高めて緊張をほぐす訓練をしていたんですよ

Column

子どもや部下の「脳力」をアップさせるには

マニュアルに従わせると部下や子どもの主体性を損なう

みなさんが親や指導者、上司という立場にある場合、自己報酬神経群の働きを理解しておくことが、子どもや部下たちの能力を引き出すための鍵となります。自己報酬神経群を働かせるには「自分でやってやる」という意思をもたせ、自主性が歓迎される雰囲気をつくることが大切です。ですから、やめるべきこととして真っ先にあげられるのは、マニュアルをつくって、それに従わせることです。

マニュアルには効率を高める効果があるため、安易に導入されがちです。しかし、仕事や役割をマニュアル化すると、当然のことながら主体性を大きく損ないます。部下や子どもたちの考える力を落とし、自ら発想できる人材が育たない環境をつくってしまうのです。

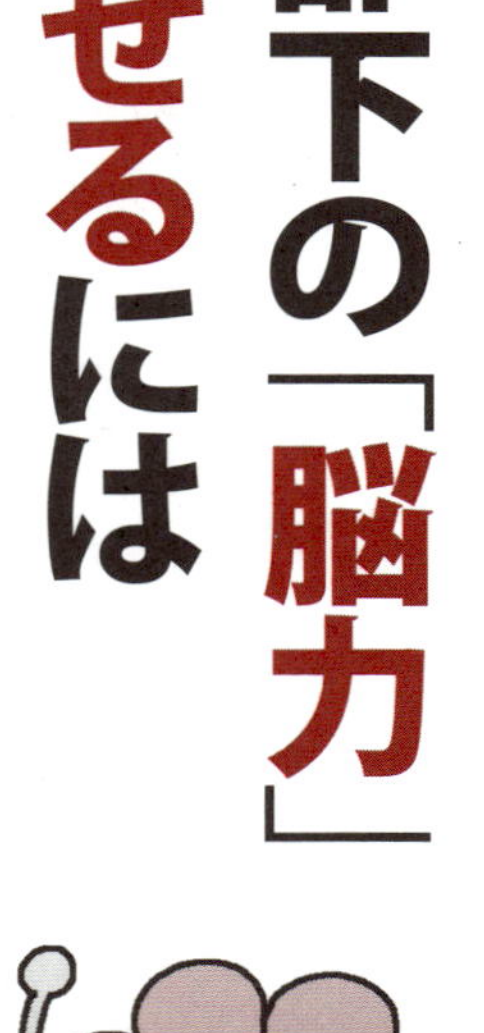

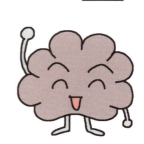

「ああしろ、こうしろ」と指示ばかり出すのはNG

また、親や上司、指導者などが「ああしなさい、こうしなさい」と指示を出してばかりいるのも、主体性の発揮を妨げます。とくに子どもの場合、失敗したときに「こうすればよかったのに」と責めるようなことを言うと、罪悪感をもち、「自己保存」のクセが強くなって「言われたとおりにして失敗を避けよう」と考えるようになってしまいます。こうなると、子どもの脳のポテンシャルはまったく活かされなくなります。

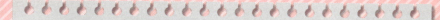

子どもや部下に自主性をもたせ、自己報酬神経群の働きを高めよう！

キーフレーズ 1

あなたは、どうすればいいと思う？

キーフレーズ 2

あなたは、どうしたい？

キーフレーズ 3

Aさんは××という意見だったけれど、あなたはどう？

子どもや部下に自主性をもたせるためには、上に立つ人が「君だったらどうする？」「君はどう思う？」「あなたはどうしたい？」などと問いかけ、自分で考えて意見をもつ習慣を身につけさせることが大切です。最初のうちは質問をしても、部下や子どもは答えられないかもしれません。そのような場合は、「〇〇君はこういう意見だったけれど、君はどう思う？」などと例をあげながら聞いてみましょう。答えがわかりきった質問であってもかまいません。大切なのは、必ず答えを自分の口で言わせ、主体性をもたせることです。

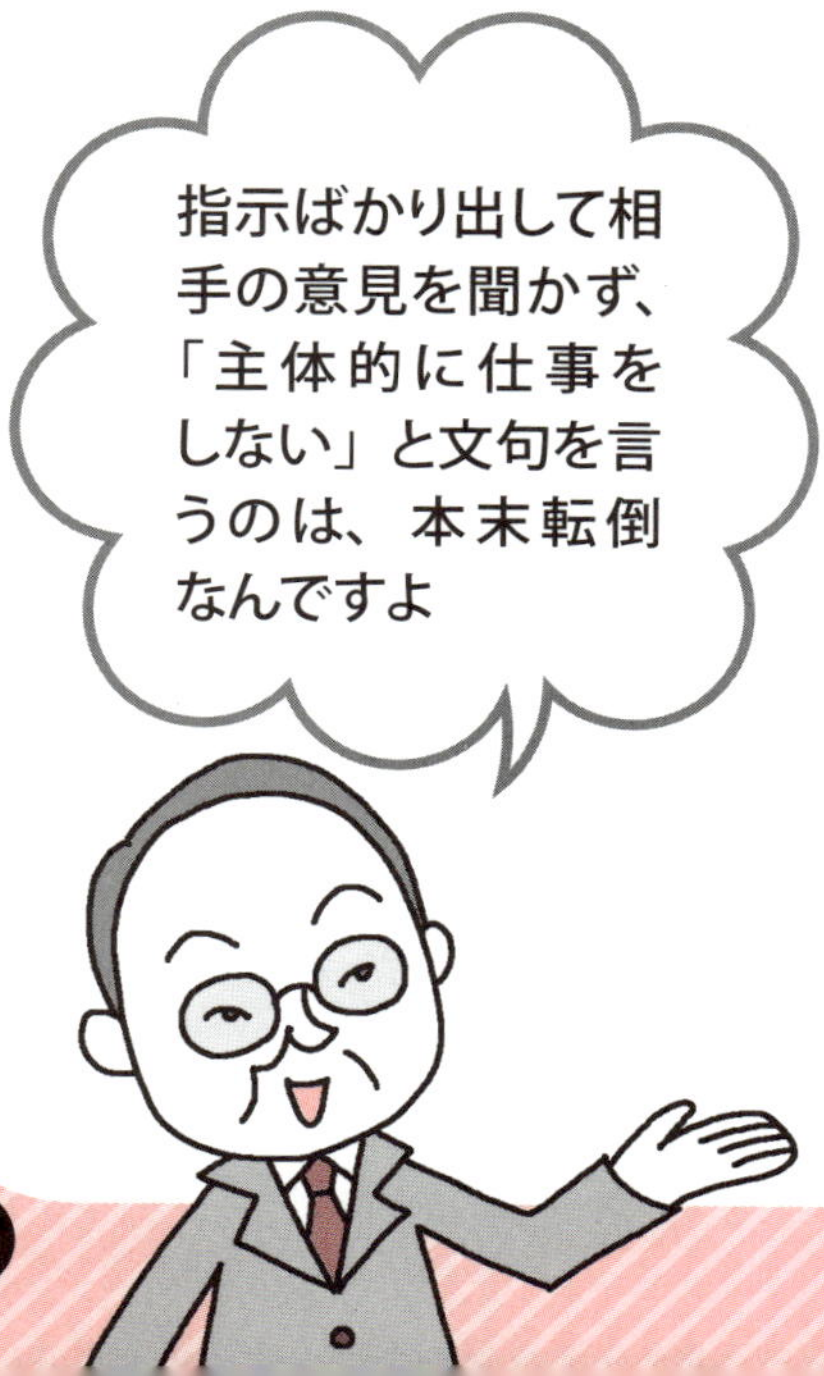
指示ばかり出して相手の意見を聞かず、「主体的に仕事をしない」と文句を言うのは、本末転倒なんですよ

脳に悪い習慣❹

考えている

Contents

CHAPTER
4

常に効率を

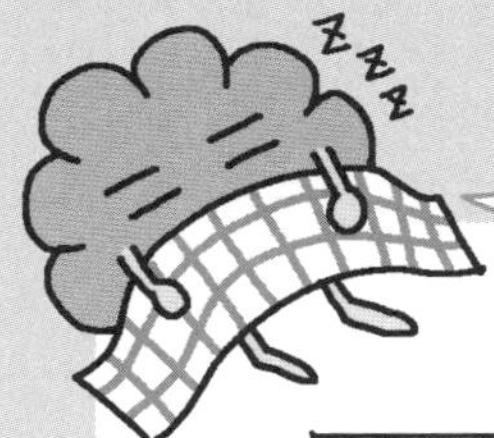
ZZZ

この章で学べる意外な脳の話

思考を深めたいときに、同じことを考えっぱなしにするのはNG。4日間置くのがおすすめ！

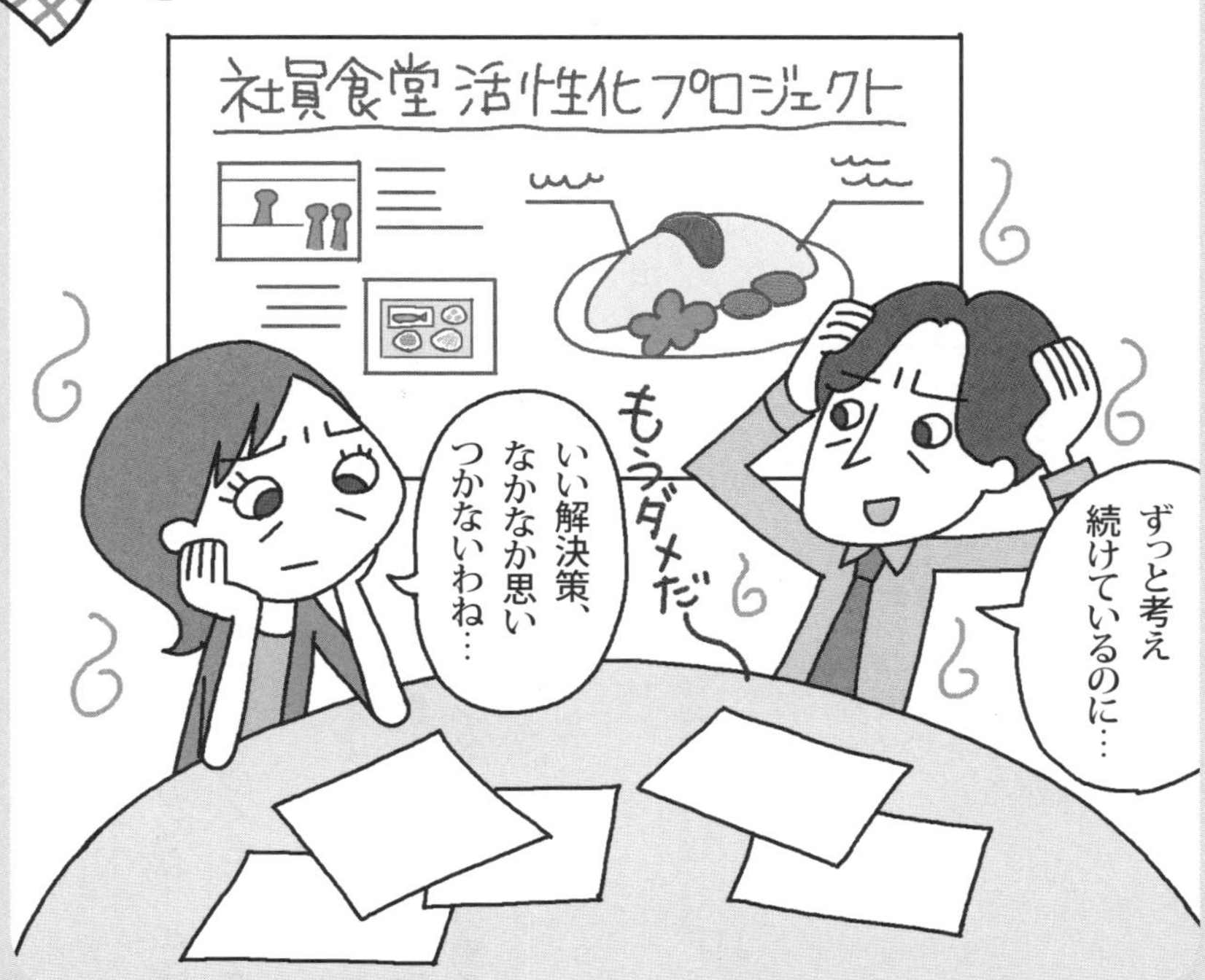
社員食堂活性化プロジェクト
ずっと考え続けているのに…
もうダメだ
いい解決策、なかなか思いつかないわね…

CHAPTER
4-1

脳のなかで「心」が生まれる仕組みとは

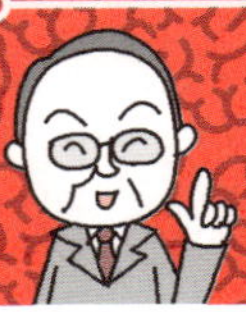

人間の「心」を生み出すのは、脳です。
では、脳はどのようにして
「心」を生み出しているのでしょうか？

A10神経群で「好きだ」「おもしろい」など「感情」レッテルをはられた情報は前頭前野に到達して「理解」され、自己報酬神経群を介して「ダイナミック・センターコア」へと伝わっていきます。

「ダイナミック・センターコア」はA10神経群や前頭前野、記憶をつかさどる海馬回・リンビック、線条体や視床などを含んだ概念です。脳のなかでは、「ダイナミック・センターコア」の複合的な機能によって**情報が「思考」にもち込まれ、「考え」や「心」や「信念」といった形のないものが生み出されている**のです。

人間にとって「心」のよし悪しというのは、非常に重要なものでしょう。それなのに、「心」という言葉を日常的に使いながら、実はそれが何を指しているのかは自明ではないように思います。単なる「好き嫌い」を「心」と誤解している人もいるかもしれません。

しかし、脳の仕組みを知れば、一つ明確にわかることがあります。それは、好き嫌いなどの感情を伴った情報が「ダイナミック・センターコア」に達し、「思考」されることによって初めて「心」が生まれる、ということ。つまり、**人間の「心」とは、思考することを介してのみつくられる、高次元なもの**なのです。

そして、この「心」を生む脳の仕組みは、**脳神経細胞やA10神経群、自己報酬神経群や「ダイナミック・センターコア」の働きを高めることが、「よい心」をつくる**ということを示唆しています。

POINT!

- 人間の「心」は、思考することでつくられる
- 脳の働きを高めることが、よい心をつくることにつながる

図 4-1　思考することで「心」と「信念」が生まれ、「考え」がまとまる

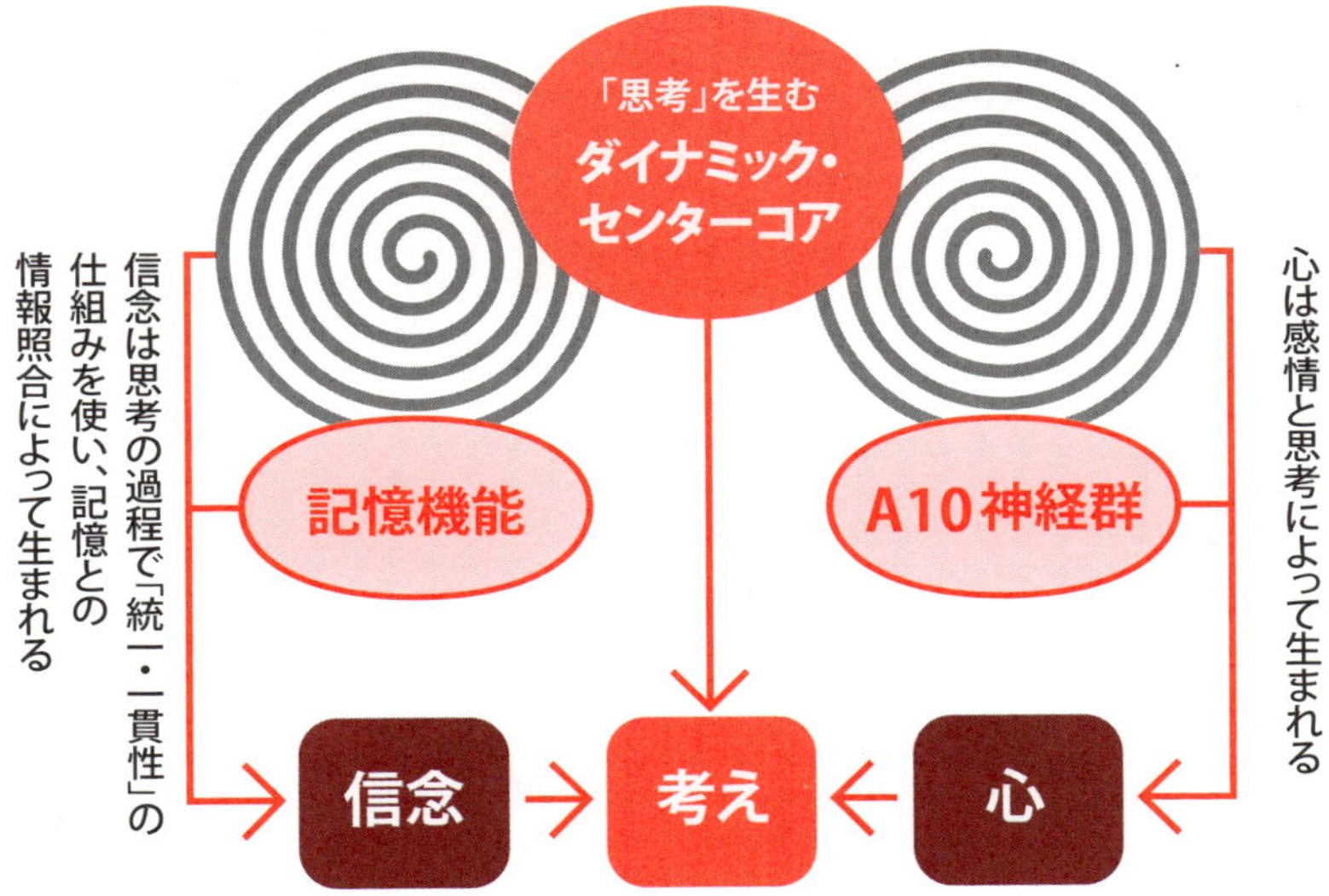

□よい心をつくるには、深く思考することやプラスの感情を高めることが必要

□多数派に同調しがちになる「統一・一貫性」のクセにより、誤った信念や考えが生まれることがある

「心」がどんなものなのかなんて、
あまり考えたことがなかったなぁ……

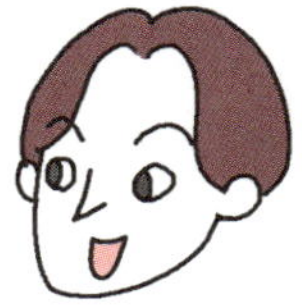

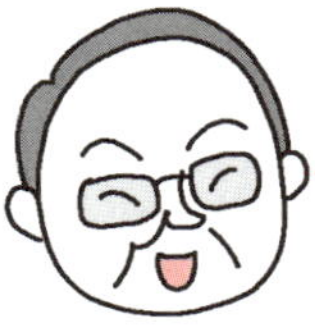

よい心のつくり方がわかれば、物事への
取り組み方や考え方を前向きにすることの
大切さが、より深く理解できますね

CHAPTER 4-2

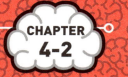

効率を考えると、思考が深まらない

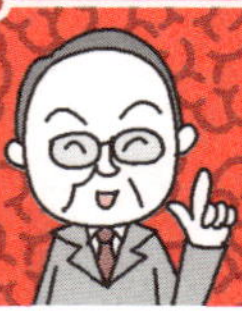

何でも効率が重視されるこのごろですが、脳の仕組みについていえば、効率重視の考え方は必ずしも正しくありません。その理由は……

ダイナミック・センターコアは、消えることのない渦巻き型の神経回路をもっていると考えられます。というのも、人間の脳は何度でもくり返し思考することができ、そこから新しい考えや心、信念を生み出すからです。**人間の思考とは、くり返し考えることによって高まる**ものであり、すばらしい考え、独創的なアイデアや新たな発見は、何度も何度も思考することによって生まれます。

これは、思考のくり返しによって磨かれたアイデアと単なる思いつきが、意義や完成度においてまったく別のものであることを考えてもよくわかります。もちろん、くり返し考えるといっても、回数をこなせばいいわけではありません。適当に考えるのではなく、**緻密に理論の隙間がないように詰めていく**必要があります。隙間を見つけたら、そこを埋めるように吟味するのです。

何度も思考をくり返すと、それまで常識だと思い込んでいたことに対して「もしや」という思いが生まれることがあります。もちろん、これは見境なく常識を疑うということではありません。大切なのは、**緻密にくり返し考えることで隙間が見え、それによって常識の誤りに気づいたうえで、その常識を打ち破るという思考の過程**です。このように思考をくり返すことで、脳は斬新なアイデアや発見を生み出していきます。

昨今は、効率性が過剰に重視され、くり返し考え吟味することを無駄と考える風潮があるようです。しかし、**効率だけを求めていては独創性は生まれません。**

✓ POINT!

- □ 思考は、何度もくり返すことで深まる。効率を求めるのは NG
- □ 深く思考するときは、理論の隙間を埋めるように緻密に考える

図4-2 思考は、くり返すことで深まる

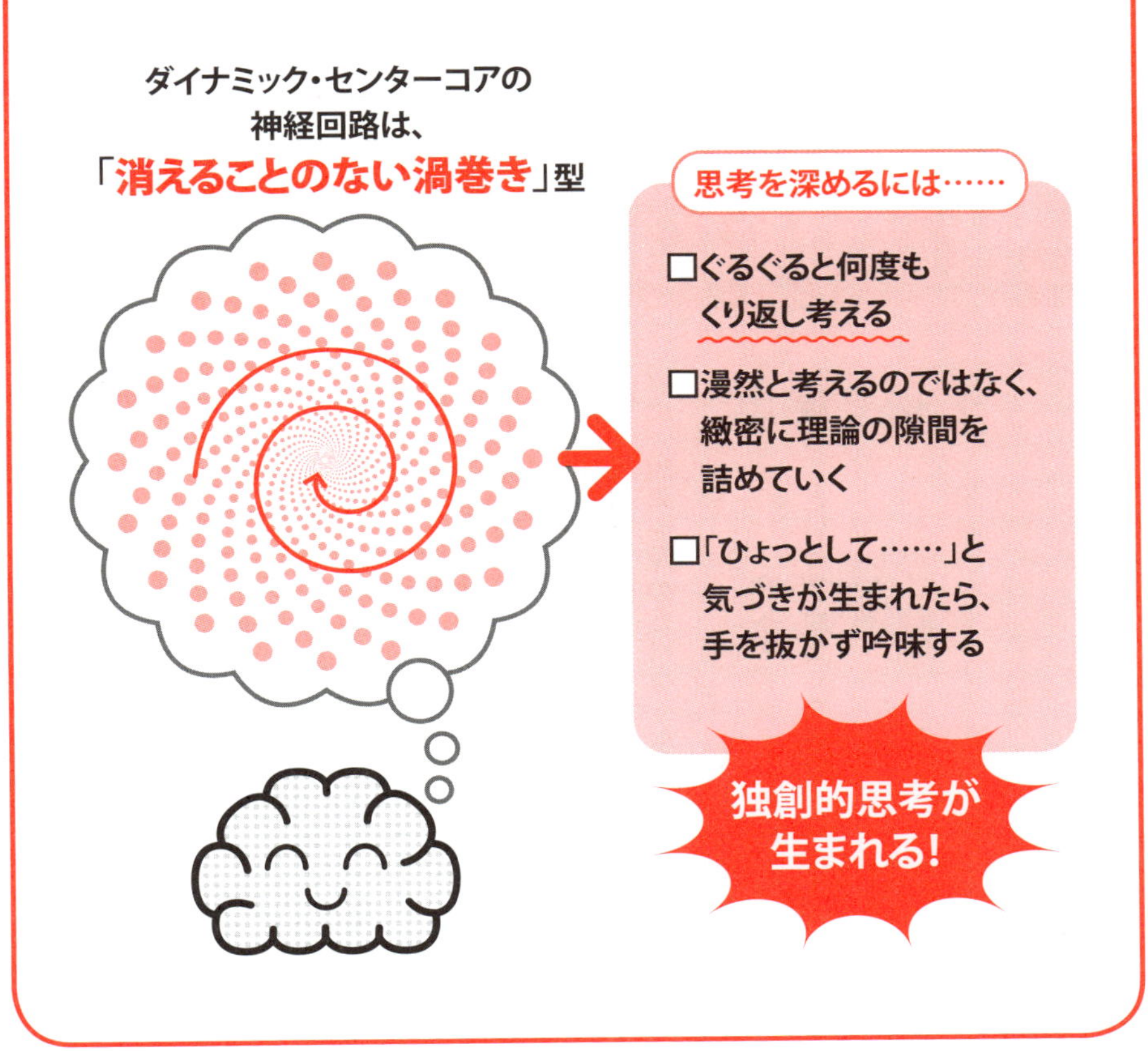
ダイナミック・センターコアの
神経回路は、
「消えることのない渦巻き」型
思考を深めるには……
□ぐるぐると何度も
くり返し考える
□漫然と考えるのではなく、
緻密に理論の隙間を
詰めていく
□「ひょっとして……」と
気づきが生まれたら、
手を抜かず吟味する
独創的思考が
生まれる!

おもしろい！　脳のなかには、水が渦を巻いているときのような形の流れがあるんですね

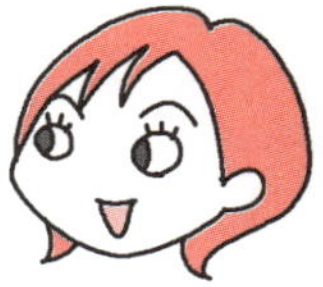

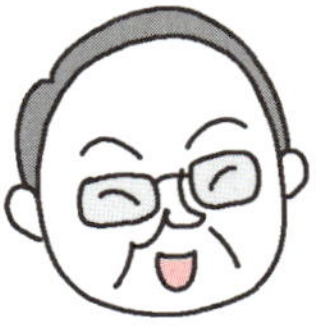

ナイアガラの滝の下流には、「ワールプール」と呼ばれる、水が常に渦を巻いているポイントがあるそうです。脳の神経回路とよく似ていますね

CHAPTER 4-3

自分の意見にこだわるのはNG

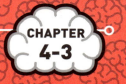

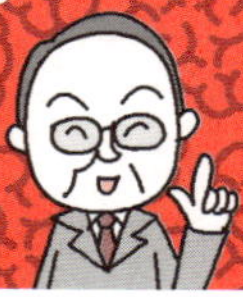

「自分の意見は絶対に正しい！」と思うことはありませんか？　実は、それは脳の悪いクセの表れかもしれません。

頑固者で、「一度決めたら、他人がなんと言おうと自分の意見は絶対に曲げない」というタイプの人は、要注意です。

頑固さというのは、ときに「こだわりのある人」「意志の強い人」といったニュアンスで肯定的にとらえられることもあります。しかし、ほかの意見を取り入れる余地がないほど一つの考えに固執し、「これが絶対に正しいはずだ」と思ってしまったら、それは脳の悪いクセが出ている証拠。「統一・一貫性」のために頑固になり、**いったん正しいと思い込んでしまうと、脳はそれ以上、思考を深められなくなる**のです。

人間の脳がもつ「統一・一貫性」のクセをはずすには、**物事を考えるときに「自分を疑う」という視点をもち込む**必要があります。言うのは簡単でも、なかなかできないものですが、これはそもそも、「統一・一貫性」が論理的な整合性判断に必要な作用で、人間の思考の基盤をなしていることに理由があります。

しかし、意識的にこの基盤をはずさなければ、独創的な思考は生まれません。世のなかで独創的だといわれる人が少なく、重宝される傾向にあるのは、それだけ「統一・一貫性」をはずすのが難しいことを示しているといえるでしょう。

「統一・一貫性」が思考に与える影響を理解すれば、問題に対処する力をつけることは可能です。**思考を深める際は、「『統一・一貫性』に縛られていないか」と冷静かつ客観的に検証する**スタンスをもつようにしましょう。

✓POINT!

- □他人の意見に耳を傾けられないのは、「統一・一貫性」のクセのせい
- □思考を深めるには、他人の意見を聞き、自分を疑うことも必要

図4-3 思考が深まらなくなる仕組み

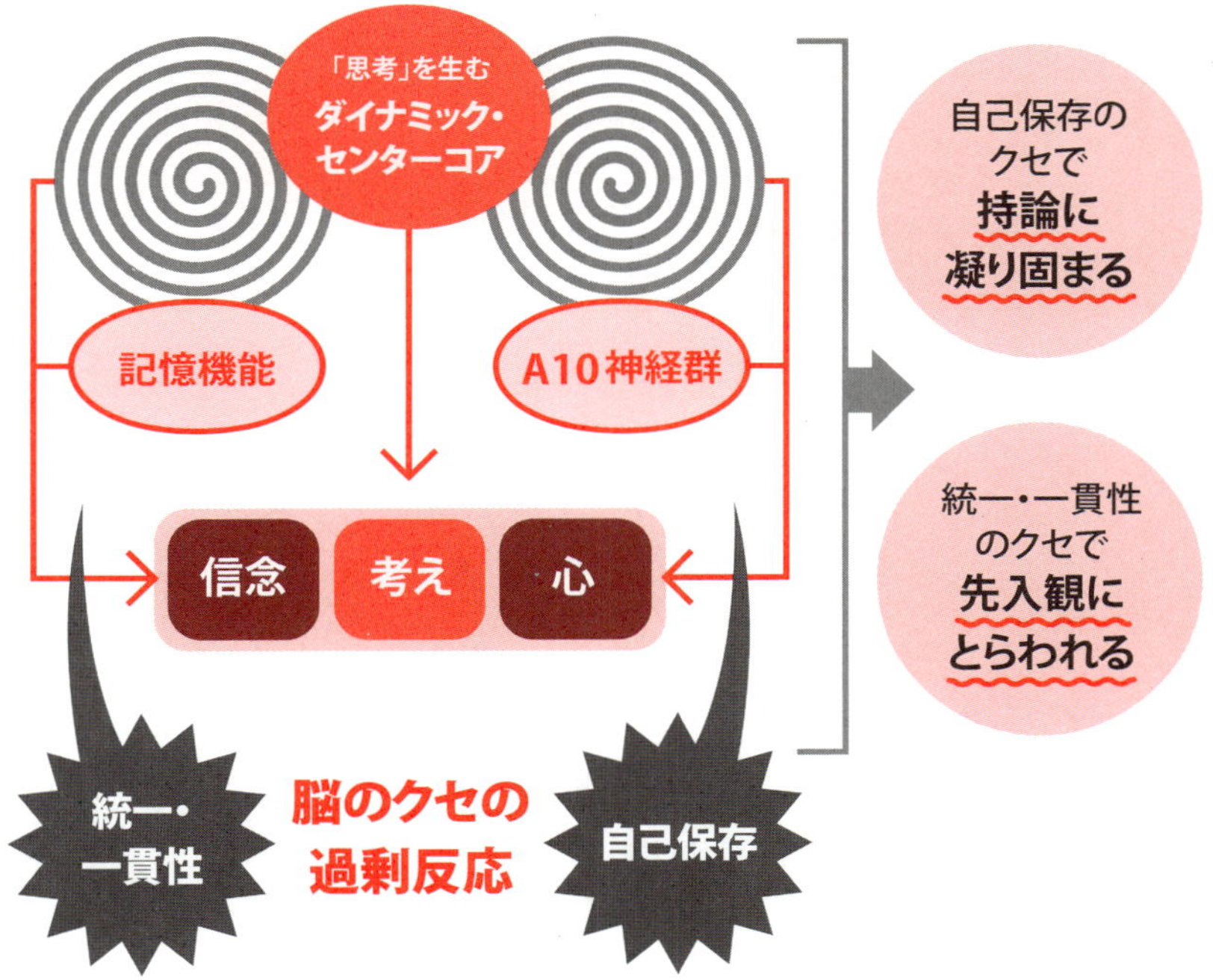

「思考」を生む
ダイナミック・センターコア
記憶機能
A10神経群
信念
考え
心
統一・一貫性
脳のクセの過剰反応
自己保存
自己保存のクセで持論に凝り固まる
統一・一貫性のクセで先入観にとらわれる

信念や心を伴った「考え」は、脳のクセによって深まりにくくなることがある。思考を深めるには、持論にこだわりすぎないこと、先入観を捨てることが必要。

意地になって、自分の意見を押し通したくなるのも、脳の悪いクセのせいなんですね

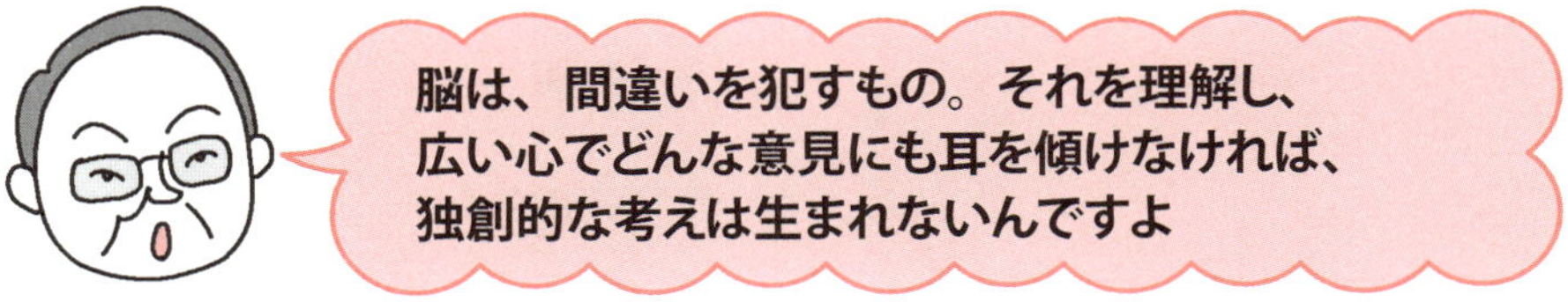

脳は、間違いを犯すもの。それを理解し、広い心でどんな意見にも耳を傾けなければ、独創的な考えは生まれないんですよ

CHAPTER 4-4

4日ごとにくり返し考えると、独創性が生まれる

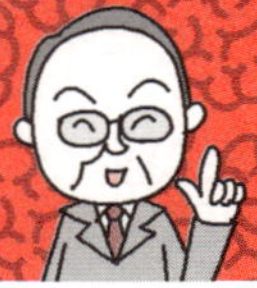

「なかなかいいアイデアが浮かばない」……。そんなときは、脳のクセにはまっているのかもしれません。そのはずし方を学びましょう。

人間の脳がもつ「統一・一貫性」のクセは、うまくはずさないと独創的なアイデアが生まれにくくなります。まじめな人ほど、また真剣なときほど、同じことを休まず考え続けてしまうものですが、ひとたび「統一・一貫性」にはまり込んでしまえば、なかなかブレイクスルーはできません。

「統一・一貫性」のクセをはずすには、「4日ごとに考える」のが有効です。

実は、人間の脳には、重要でないと判断した記憶は3～4日経つと忘れる仕組みがあります。日々膨大な情報に接して、さまざまなことを考えているのに、脳がパンクしないのは、「忘れる仕組み」に秘密があるのです。

前日の夕食のメニューは思い出せても、4日前となると何を食べたか記憶にない……というのは、こうした重要性の低い記憶が自動的に削除されるためです。

ですから、**4日経ってみてよく覚えていなかったり、あまりよい考えではなかったと感じたりするなら、それはあまり重要ではなかったということ**。他人と意見がぶつかったときや迷いが生じたときは、いったんそれについて考えるのをやめ、4日経ってから改めて考えたほうがよいのです。

ただし、考えるのをやめる前に、一度考えたことを文章や図にまとめておくようにしましょう。**整理し、4日間離れ、戻ってきて考え直す**のです。これは脳の仕組みに従った方法ですから、ぜひ取り入れていただきたいと思います。

✓POINT!

- □同じことを考え続けると「統一・一貫性」にはまり込んでブレイクスルーできなくなる
- □「統一・一貫性」をはずすには、4日ごとに考えるのが有効

図4-4 くり返し考えるときのコツ

1 要所要所で考えを整理し、検証・修正する

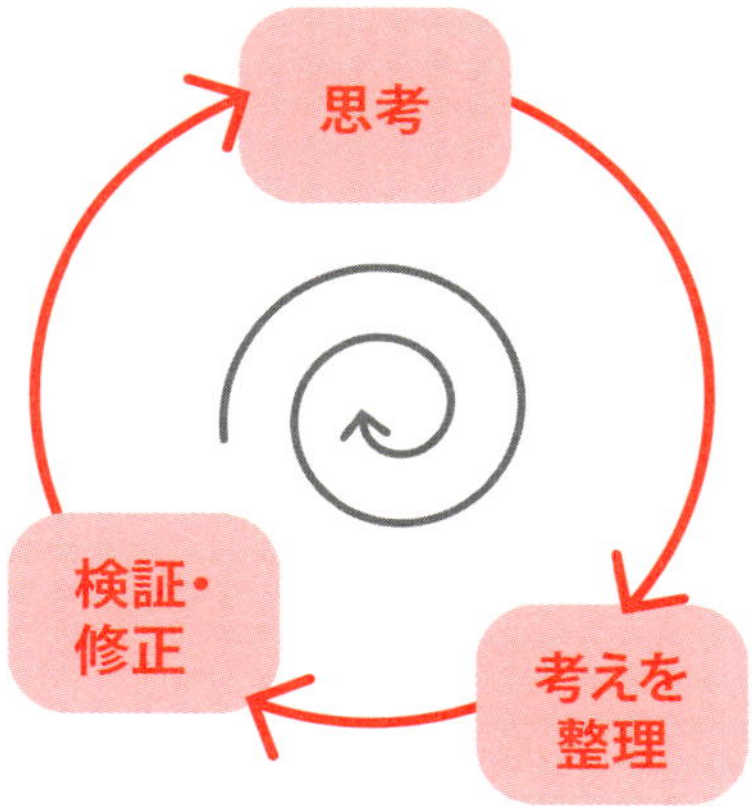

2 休む日をつくり、4日ごとに考える

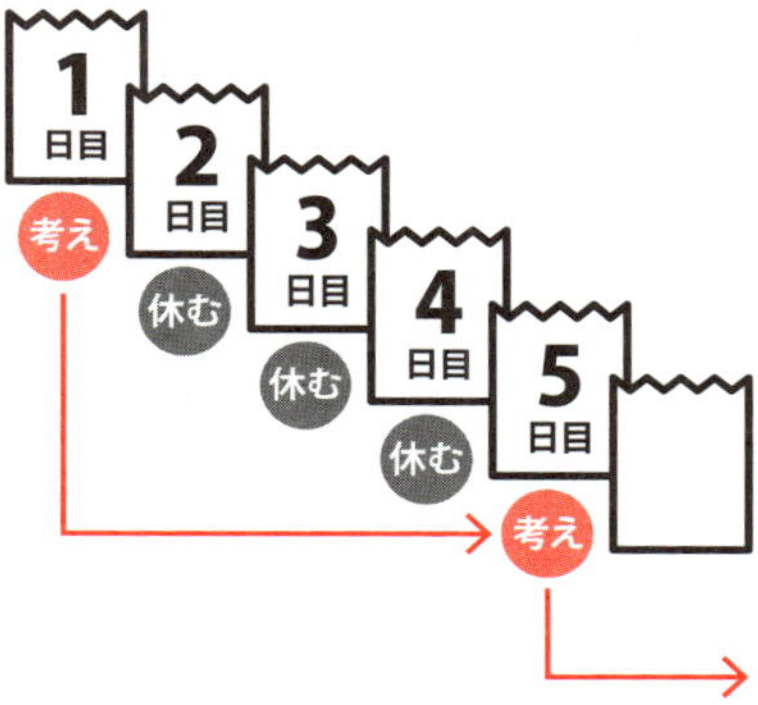

休まず考え続けると、「統一・一貫性」にはまり込んでブレイクスルーが起きにくくなる。人間の脳には3～4日経つと重要でない記憶を忘れる仕組みがあるため、この仕組みを利用して「4日ごとに考える」のがおすすめ。

確かに、一生懸命考えているのに、煮詰まってしまってアイデアがまったく浮かばなくなることってあるよなぁ……

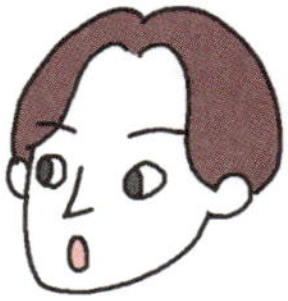

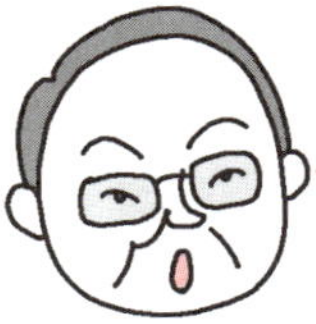

ただくり返し考えるのではなく、途中で考えたことを整理して検証することや、休む日を設けることがよいアイデアを生むコツなんです

本をたくさん読んでも思考力は高まらない

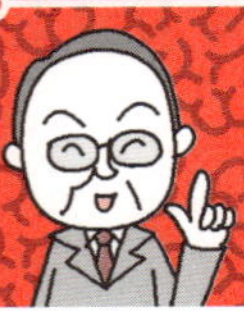

読書はすばらしい習慣ですが、ただたくさん読めばよいというわけではありません。脳のためになる読書の方法を知っておきましょう。

本をたくさん読んでいることが自慢だという「もの知り」の人は、ちょっと注意が必要です。

次々と新しい本を読めば、知識は増えていくでしょう。しかし、**「知っていることが多い」のと「思考力を発揮できる」ことは、まったく別のもの**です。

楽しみのための読書は別として、みなさんが本を読むのは、そこに書かれていることを活用したいと思ってのことのはずです。思考はくり返すことで深まり、独創的な考えを生み出すのですから、**本は「いかにたくさん読むか」ではなく「いかにいい本をくり返し読むか」に重点を置くべき**なのです。

また、本を読むときは、いつでも素直に内容と向き合うスタンスをもつことが大切です。「これは知っている」「だいたいわかっている」などと思いながら読むと、脳が〝否定語〟に反応して、思考力や記憶力を損ないます。結局、書かれていることが身につかないということになってしまうのです。

本の内容が「身についた」といえるようになるには、**「読んでいない人にも論理的に説明できる状態」**を目指してください。

読書は、量よりも質です。いい内容だと思ったらくり返し読み、ただ結論を覚えるのではなく、背景までふまえて迷わず論理的に説明できるレベルまで理解を深めましょう。自分の頭を使ってくり返し思考することによって、**内容が本当に身につけば、それを応用することもできる**ようになるのです。

✓POINT!

- □ もの知りでも、思考力が高いとは限らない
- □ 本を読むなら「量より質」を重視する
- □ よい本は他人に説明できるくらいに読み込む

図4-5 本の読み方、あなたはどっち？

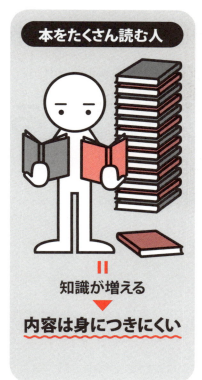

本をたくさん読む人

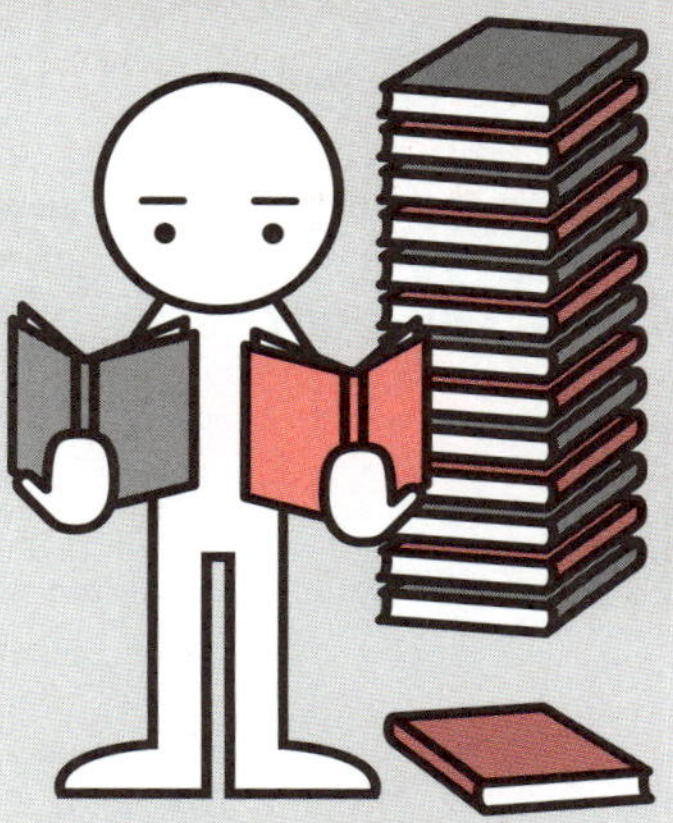

＝

知識が増える

▼

内容は身につきにくい

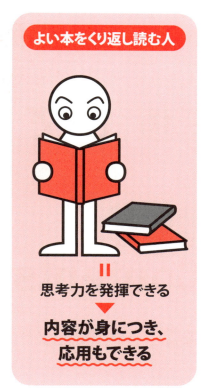

よい本をくり返し読む人

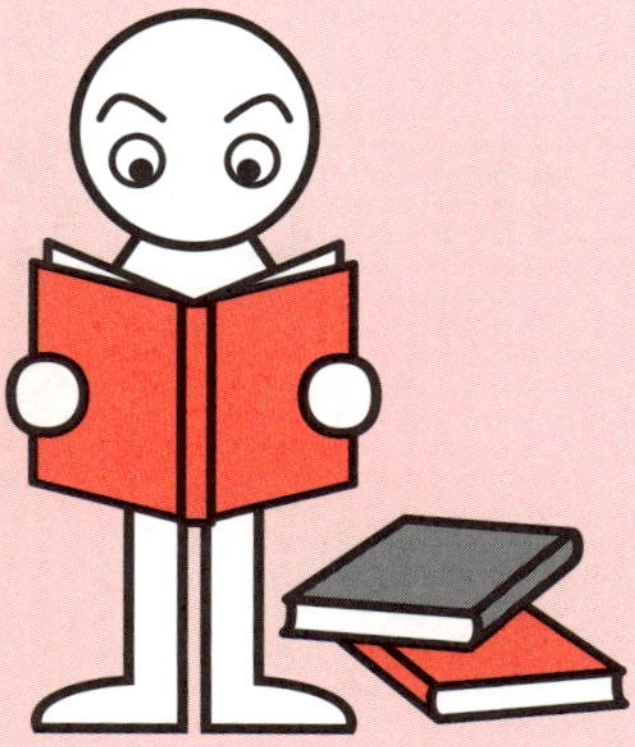

＝

思考力を発揮できる

▼

内容が身につき、応用もできる

ベストセラーになったビジネス書をたくさん読んでいる割に、あまり役立てられていなかったかも……

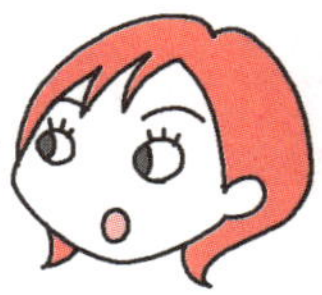

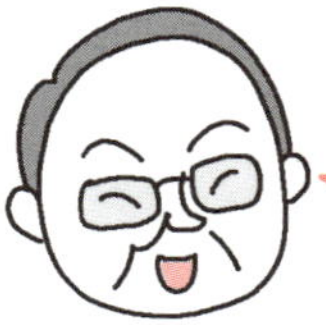

自分が本当によいと思う本を厳選し、内容についてよく考えながら何度もくり返し読むようにしましょう！

脳に悪い習慣❺

我慢して勉強する

Contents

CHAPTER
5

やりたくないのに

この章で学べる意外な脳の話

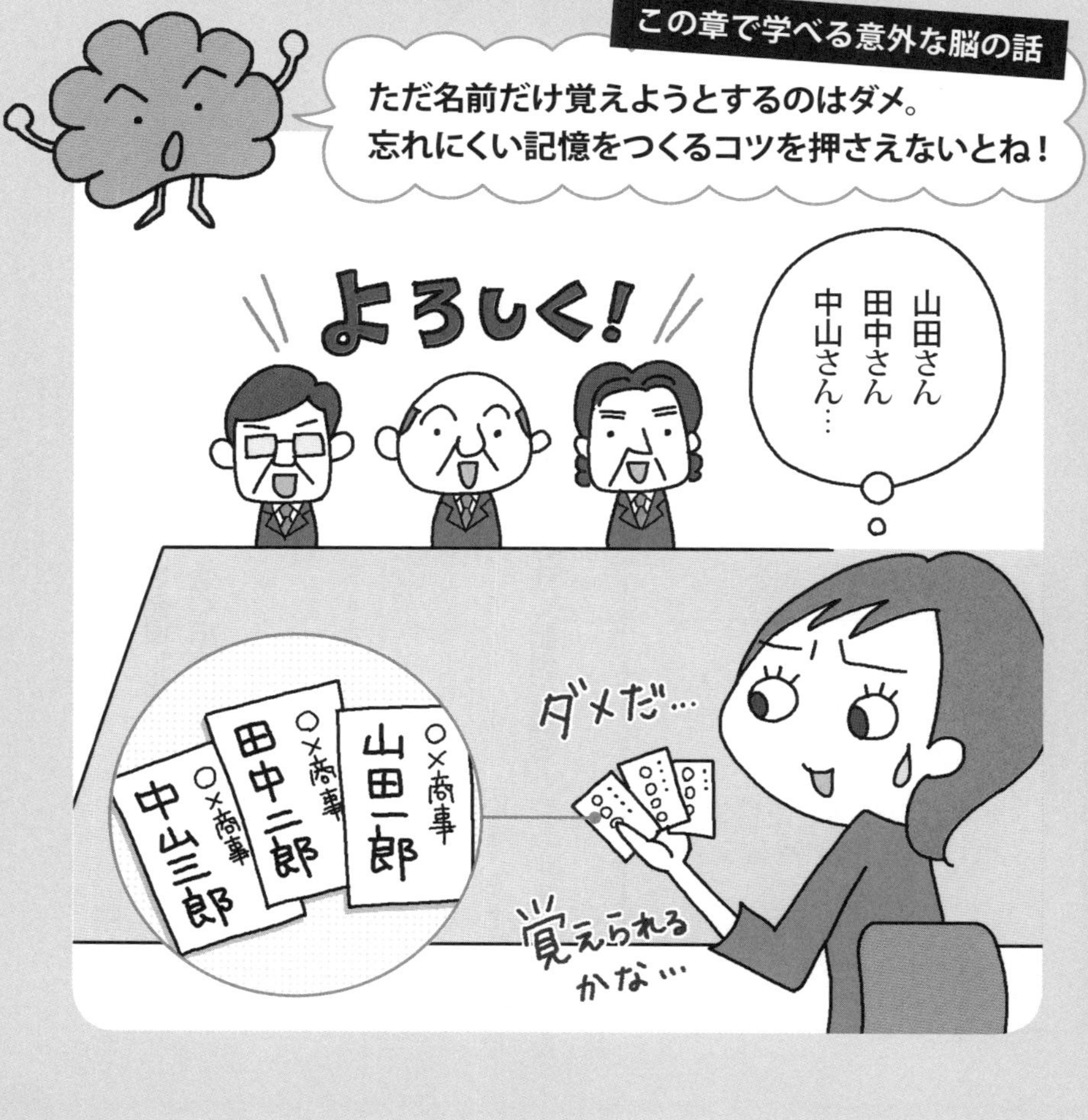
ただ名前だけ覚えようとするのはダメ。
忘れにくい記憶をつくるコツを押さえないとね！
よろしく！
山田さん 田中さん 中山さん…
ダメだ…
覚えられるかな…
○×商事 山田一郎
○×商事 田中二郎
○×商事 中山三郎

CHAPTER 5-1

脳はどうやって記憶をつくっているのか

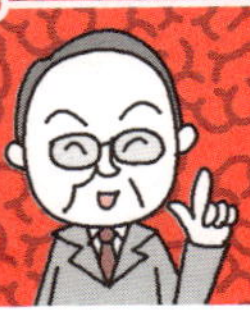

「記憶力をよくしたい」と思っている方はとても多いことでしょう。では、人間の記憶とはそもそもどんなものなのでしょうか？

人間の記憶には「作業記憶」「体験記憶（エピソード記憶）」「学習記憶」「運動記憶」の4種類があります。気づいたものや聞いたものなど脳が受け取った情報は、すべて作業記憶となりますが、脳がパンクしてしまわないよう、作業記憶は前頭前野で止まり、重要でないものは短時間で消えていきます。

体験記憶、学習記憶、運動記憶は、すべて脳の「考える仕組み」が働くことを必要とします。これら3つの記憶が生まれるのは、記憶中枢として知られる「海馬回」を含む「海馬回・リンビック」であり、海馬回・リンビックは「ダイナミック・センターコア」のなかで起こる神経回路の流れのなかに位置づけられているからです。つまり、前頭前野で理解された情報が、「ダイナミック・センターコア」において**思考されることで、記憶が生まれる**ということです。

3つの記憶は、すべて「イメージ記憶」です。イメージ記憶とは、物事をそのまま記録するのではなく、いったん脳のなかでイメージをつくり、そのイメージを記憶することをいいます。ですから、**脳がより思考力を発揮し強いイメージをつくった情報は、強く記憶に残ります。**

このことからわかるのは、何かを覚えるには、まずA10神経群でプラスの感情のレッテルをはり、自己報酬神経群を働かせるために「これを覚えるのは自分にとってうれしい」というスタンスをもつのが大切だということ。また、**心を込めて行ったことは強く記憶に残る**といえます。

✓POINT!

- □記憶は「ダイナミック・センターコア」で思考されることで生まれる
- □思考力を発揮した情報ほど、強く記憶に残る

図 5-1　人間の記憶は4種類

作業記憶
脳が受け取った情報（気づいたもの、聞いたものなど）をいったん記憶する

→ 前頭前野で止まり、短時間で消える

体験記憶（エピソード記憶）
体験を通してつくられる記憶

学習記憶
勉強によって覚える記憶

運動記憶
自転車の乗り方など身体で覚える記憶

→ ダイナミック・センターコアで「考える仕組み」が働くことで生まれる

＝

心を込めて行ったことは強く記憶できる!!

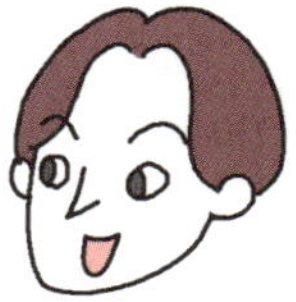

よく「記憶と違うな」「思い違いだった!」ということがあるのは、どうしてなのかな？

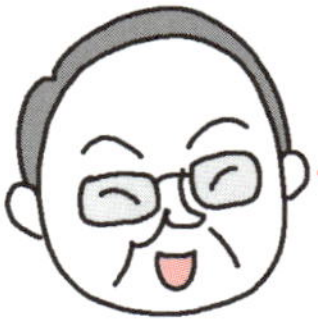

それは、記憶が「データをしまっておく」ものでなく、「思考によって生まれる」ものだからです。記憶は主観的で、常に誤りを含む可能性があります

CHAPTER
5-2

我慢して勉強しても記憶できないワケ

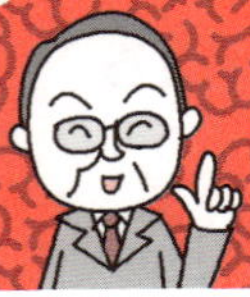

勉強中、「一生懸命に覚えようとしているのに記憶力が悪くて……」という人はいませんか？　一度、記憶のプロセスを見直しましょう。

A10神経群がプラスのレッテルをはった情報や、自己報酬神経群によって「自分にとってうれしい」と判断された情報は、思考に入る段階で、情報が強くインプットされます。このことから、**「おもしろくない」「嫌いだ」「役に立たない」と思っていると、記憶するのが難しくなる**ことがわかります。

みなさんは、資格試験などの勉強をしていて「こんな知識が実際に役に立つんだろうか」「細かい知識は、試験が終わったら忘れてもいいだろう。必要なときに調べれば足りるのだ」などと思ってしまうことはないでしょうか？　しかし、自己報酬神経群を働かせるためには、主体性が重要なのです。**記憶力を高めるには、「人に言われたから」「試験に出るから」などと受け身で考えるのではなく、「自分から」覚えようとしなければならない**ことはいうまでもありません。

資格試験に出るということは、本来ならば「実際に現場で必要な知識をもっているかどうか」が問われているはずです。「試験のパス」ではなく、「その資格を使って、よりよい仕事をするのだ」という目的に立ち返れば、おのずと「自分にとって必要であり、役に立つから覚える」というスタンスが生まれるのではないでしょうか。

好きなこと、感動したこと、主体的に取り組んだこと、心を込めたことは、記憶に深く残せます。一方、**「我慢して勉強している」という状態では、どんなにがんばっても、脳がもつ記憶力は働かない**のです。

✓ POINT!

- □「嫌いだ」「役に立たない」などと思っていることは記憶しづらい
- □自分から覚えようとしないと、記憶力は高まらない

図5-2 記憶を強くするコツ❶

記憶が生まれるまでのプロセス

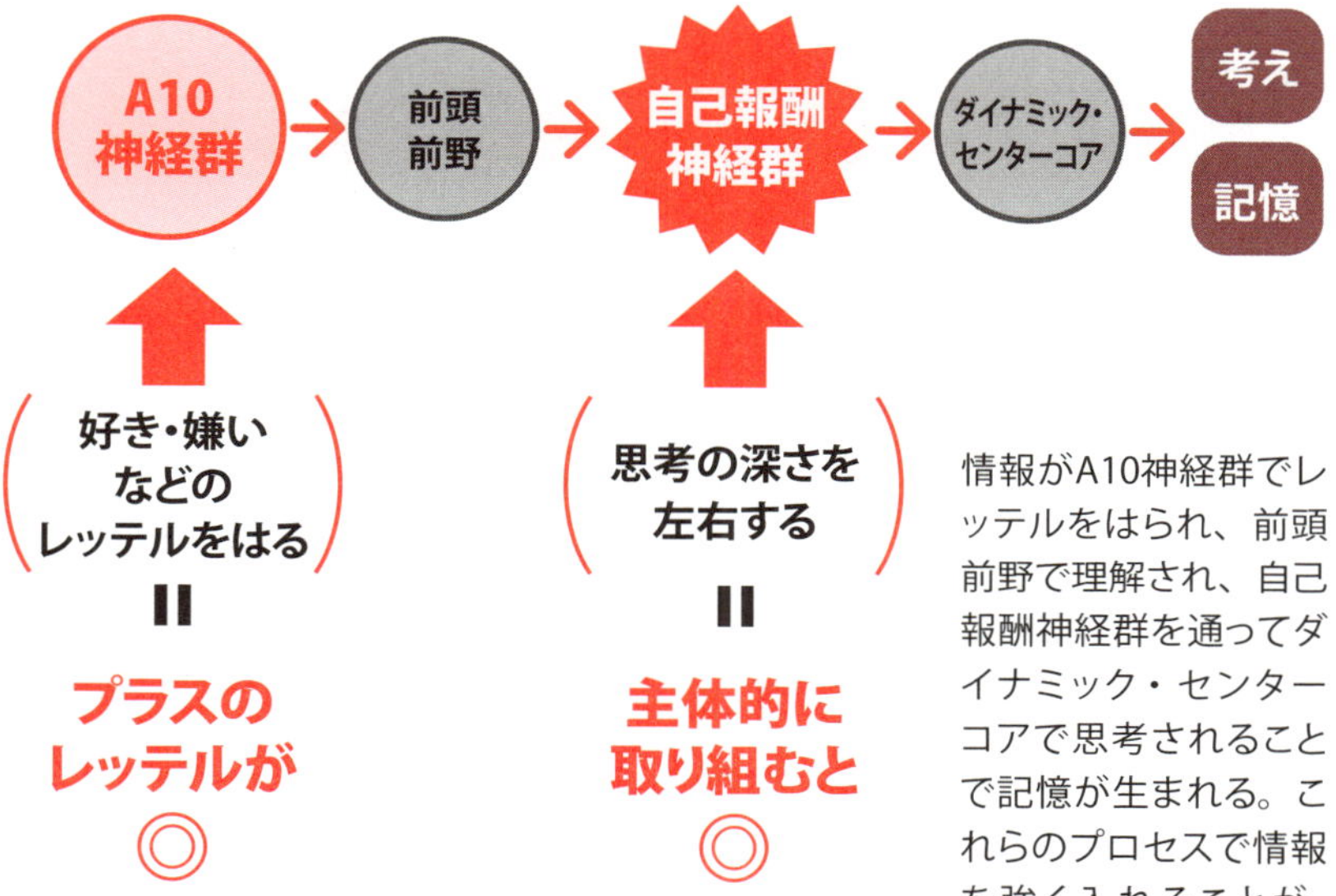

情報がA10神経群でレッテルをはられ、前頭前野で理解され、自己報酬神経群を通ってダイナミック・センターコアで思考されることで記憶が生まれる。これらのプロセスで情報を強く入れることが、記憶を強くする。

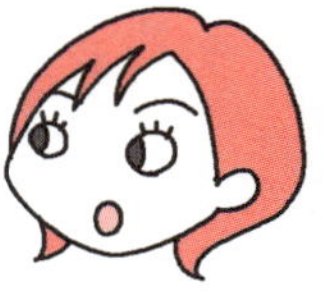

**最近、言葉がなかなか出てこなくて
「アレがアレして」なんて言ってることが
増えてるような気が……**

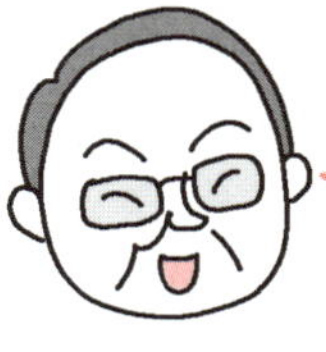

**脳が記憶するプロセスをきちんとふまえて
取り組めば、「アレアレ」が減り、記憶を
よりしっかりと残すことも可能になりますよ！**

CHAPTER 5-3

「名前だけ」を覚えようとするのはNG

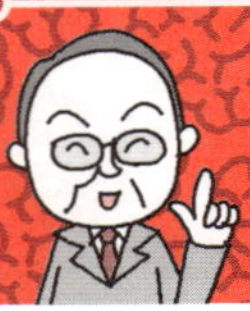

脳が記憶をどのようにつくるかを知っておけば、人や物の名前などをスムーズに覚えるためのコツが見えてきます。

脳は、さまざまな情報を重ねることで、より強く記憶する仕組みをもっています。ですから、**記憶すべき対象に興味をもち、重ねるための情報をより多く得ることが、記憶力を高めるポイント**となります。

たとえば、みなさんがある人物を見たとします。目で見た物は、脳の視覚中枢が受け止め、「ダイナミック・センターコア」で多くの神経群を通しながら「恰幅《かっぷく》がいい」「メガネをかけている」「優しそうだ」といった情報を重ねていきます。

こうして重なっていく情報には、受け止めた印象や自分の感情まで含まれます。これが、「イメージ記憶」を形成する仕組みです。このように、**脳はイメージを介して、目で見たもの以上の情報をいくつも重ねて、記憶をつくり出しています。**ですから、重ねる情報が多ければ多いほど、記憶はより強く正確なものになるわけです。

たとえば、人の名前を覚えるのであれば、名前だけを記憶しようとするのではなく、「背が高いな」「大きなホクロがあるな」など、その人に付帯した情報を合わせることによって忘れにくくすることができます。記憶力を高めるには、対象に興味をもって「どんな仕事をしているのか」「姿形はどうか」「服装はどうか」などさまざまな情報を得て、イメージをふくらませることがポイントなのです。

本を読んでものを覚えようとするときも、**文字を追うだけでなく声に出して読んでみるなど、意識的に複数の情報を重ねることが有効**です。

✓ POINT!

- □ 情報を多く重ねるほど、記憶は強くなる
- □ 人の名前を覚えたいなら、その人に付帯した情報も一緒に覚える

図5-3 記憶を強くするコツ❷

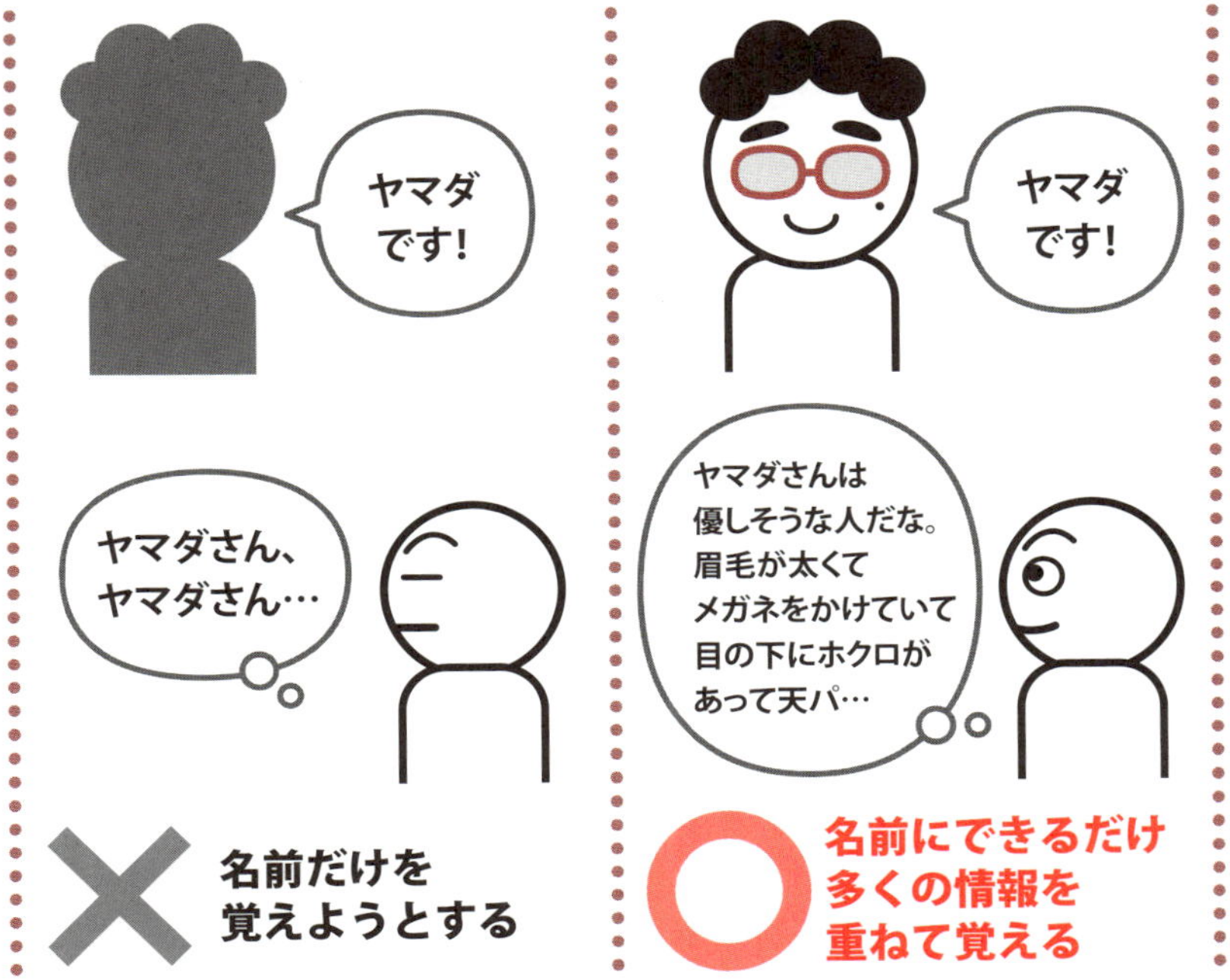
ヤマダ
です！
ヤマダさん、
ヤマダさん…
名前だけを
覚えようとする
ヤマダ
です！
ヤマダさんは
優しそうな人だな。
眉毛が太くて
メガネをかけていて
目の下にホクロが
あって天パ…
名前にできるだけ
多くの情報を
重ねて覚える

脳には、さまざまな情報を重ねることで記憶を強くする仕組みがある。記憶すべき対象に興味をもち、情報を多く得てそれらを重ねることが、記憶力を高めるポイント。

人の名前を覚えるのが苦手だったけど、
もしかして覚え方が悪かったのかもしれないなぁ

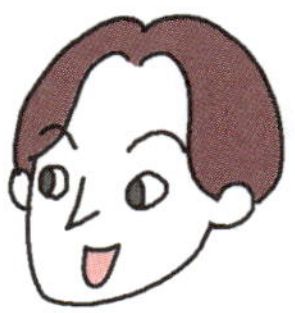

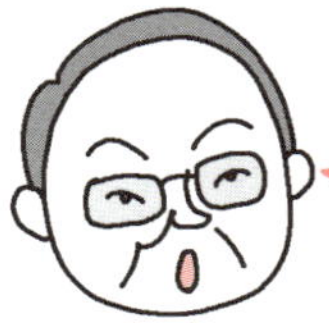

特徴が明確な人の名前は覚えやすいでしょう？
これは、その特徴が情報として名前と重ねられ、
記憶を強くするからなんですよ

CHAPTER 5-4

「だいたい覚えた」でやめてはいけない

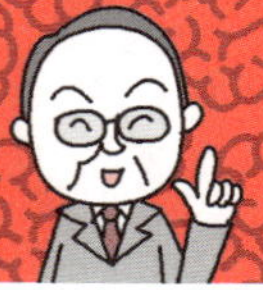

「覚えたはずなのにテストで思い出せなかった」……こんな失敗は何とか防ぎたいもの。記憶を強く、完璧にする方法を学びましょう。

何かを暗記するときには、完璧を期さなければなりません。「だいたい覚えたから、もういいだろう」と中途半端にするのはNGです。

そもそも、「だいたいでいいや」というスタンスは、自己報酬神経群の働きを阻害します。記憶を強くするための思考がしっかり働かないため、「だいたい覚えた」ことは本人が思う以上にあやふやになってしまうものなのです。

「完璧に覚えたかどうか」を確認するためには、**「覚えたことを人にきちんと説明できるか」「3日経っても覚えたことを言えるか」**を判断基準にしましょう。

記憶は、理解し、思考するというプロセスを経て生まれるのです。完璧に記憶するには、このプロセスを完了することが重要ですが、人に説明することは、理解、思考、記憶の過程を追いながら確かめることになります。また、脳にとって重要でない記憶が3～4日ほどで消えてしまうことをふまえれば、時間を置いてチェックすることが必要といえます。

完璧な記憶は、こうした手順をくり返すことによって可能になります。くり返すときには、最初から記憶のプロセスをたどることが大切。**いつも興味を失わず、自主的に、新たな情報を重ねながら覚えていく**のです。「また同じ話か」などと思って漫然とくり返しても、記憶は完璧になりません。**「自分で再現できるかどうか」と問いかけ、「まだ完了していないのだ」と思いながらくり返す**ことが、記憶の質を高めます。

✓POINT!

- 暗記するときは「だいたい覚えた」でよしとせず、完璧を期す
- 覚えたかどうかは「人に説明できるか」「3日経っても覚えているか」でチェックする

図5-4 記憶を強くするコツ❸

❶ 覚えたことを人に説明する

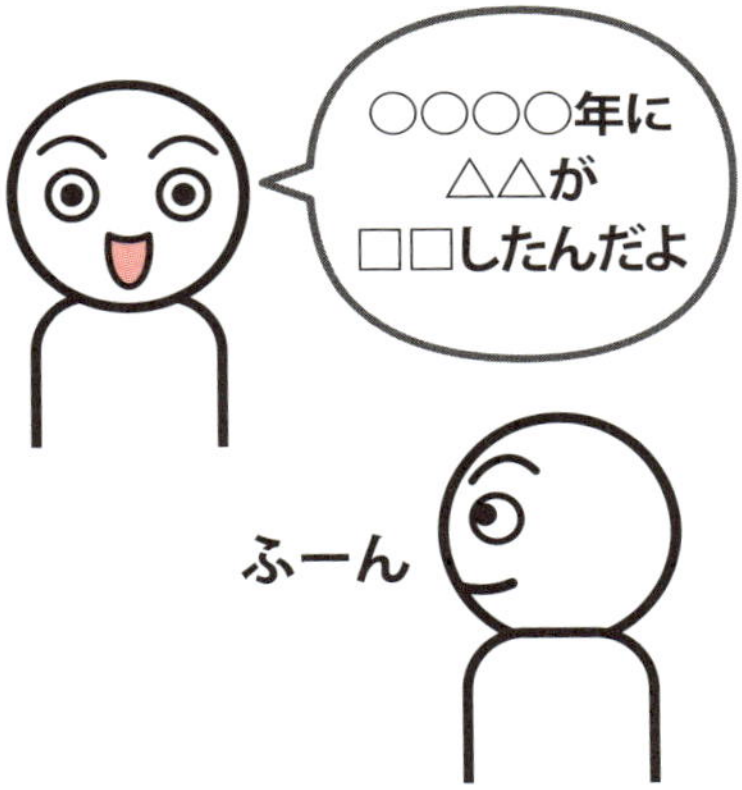

人に説明しようとすると、理解、思考、記憶の過程を追って確かめることになるため、記憶が強化される。

❷ 覚えてから3日後にテストする

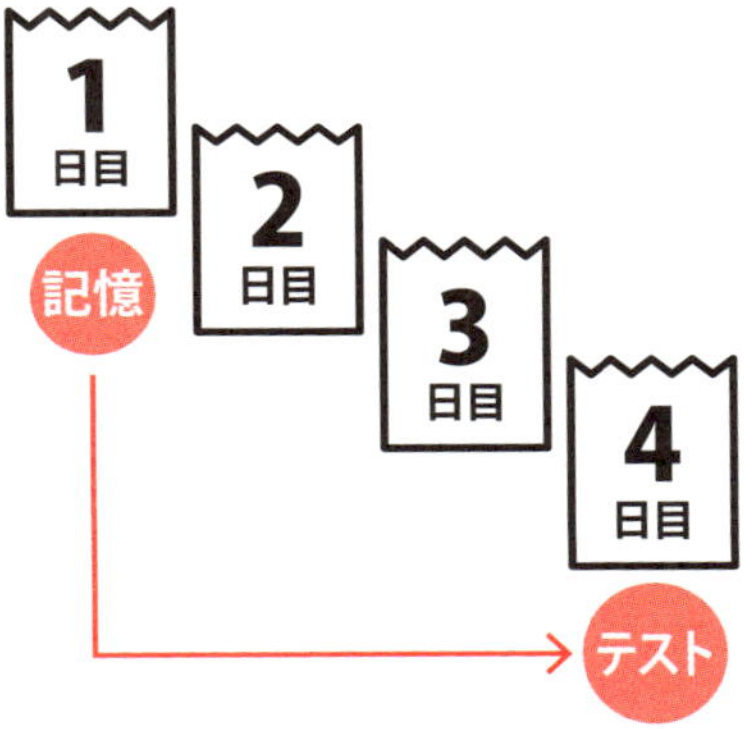

脳にとって重要でない記憶、あやふやな記憶は3 ～ 4日ほどで消えてしまう。覚えたかどうかは3日経ってからチェックしよう。

3日後にも覚えているほどしっかり記憶するのは、なかなか大変そうだなぁ

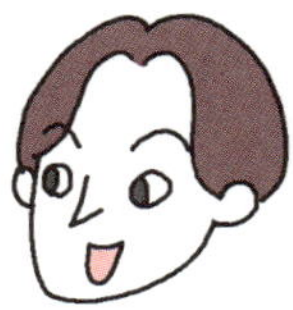

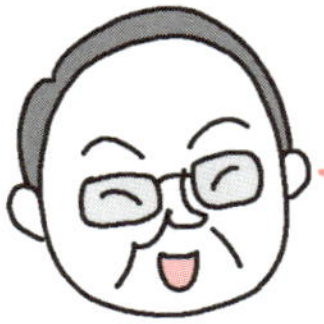

何かを暗記する際は、記憶を強くするコツをふまえ、何度も思考しながら覚えていきましょう!

Column

体験記憶の落とし穴

記憶についての話として、みなさんに説明しておきたいことがあります。それは、人間は体験記憶に非常に引っ張られやすいという「落とし穴」があることです。

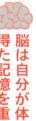

脳は自分が体験して得た記憶を重視する

人間の体験記憶は非常に強力で、脳は本などを読んで得た記憶よりも、体験記憶にもとづいて物事を判断する傾向があります。

たとえば、会社で部下に指示を飛ばして手足のように使ってきたという人の場合、「部下の主体性を発揮させたほうが、より会社の業績が伸びる」と言われても、たとえそれが脳医学的な根拠を伴っていることだろうと、「実際にこれまではうまくやってきたのだから、やはり上司が部下に指示して動かしたほうがいい」という考えにとらわれやすいということです。

私は北京オリンピック競泳日本代表にアドバイスを行った経験がありますが、その際、監督が、水泳に関しては門外漢である私のアドバイスを取り入れ、それまでの常識に反した猛練習を実施されたことに深く感動しました。いくら私が理論をもって説明したとしても、体験記憶の強力さを思えば、これはそうできることではないはずだからです。

成功体験や失敗体験に縛られないよう意識しよう

体験記憶は、一度でも嫌な体験をすればそれを

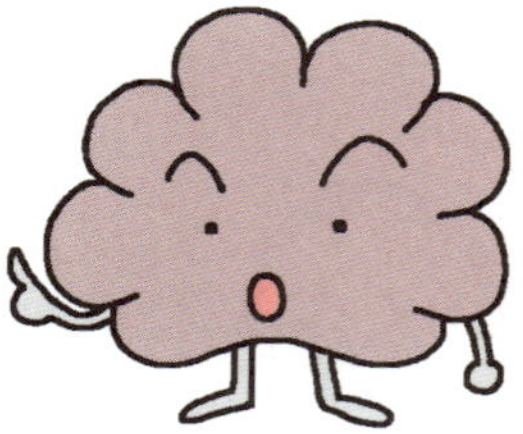

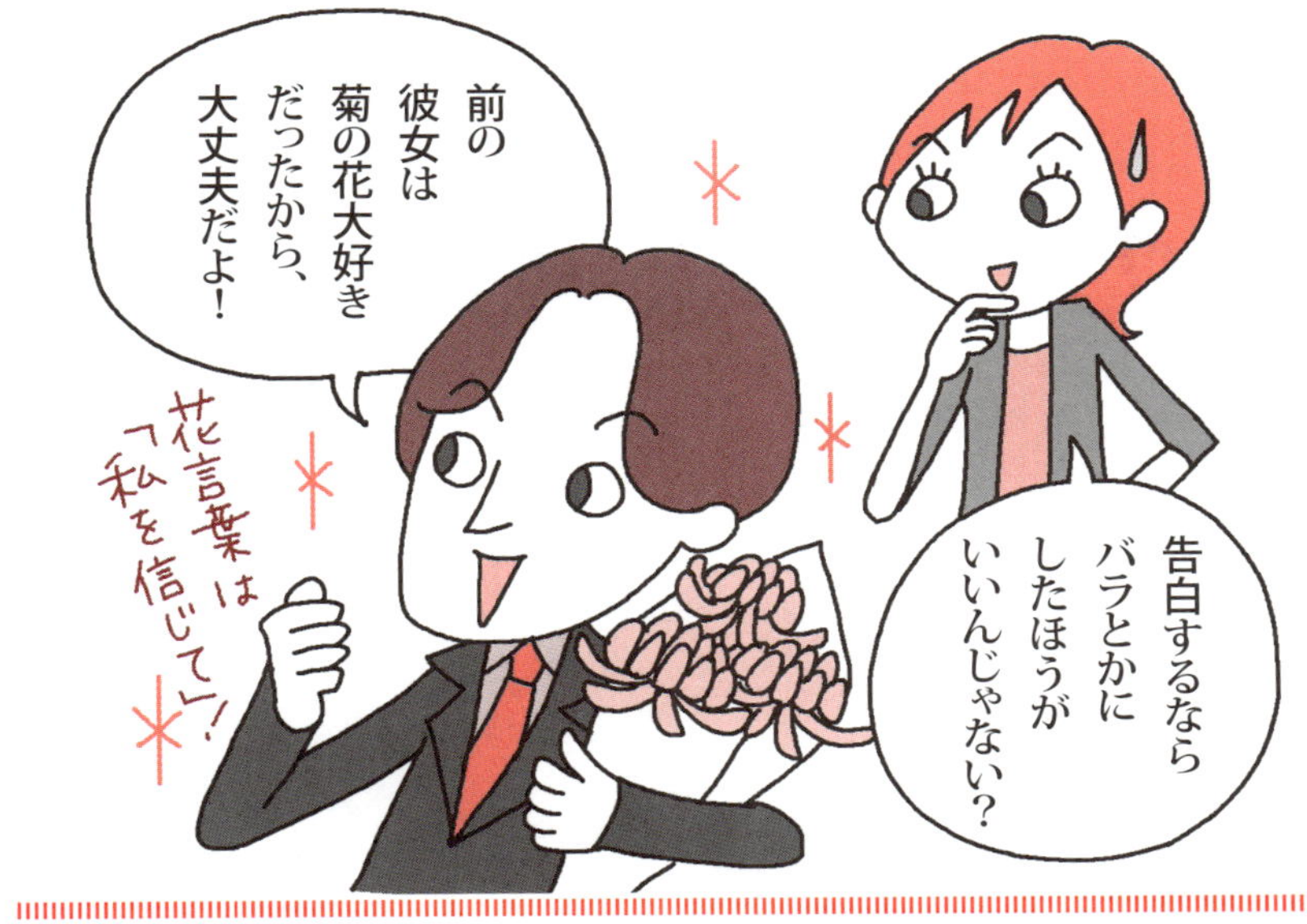
前の彼女は菊の花大好きだったから、大丈夫だよ！
花言葉は「私を信じて」！
告白するならバラとかにしたほうがいいんじゃない？

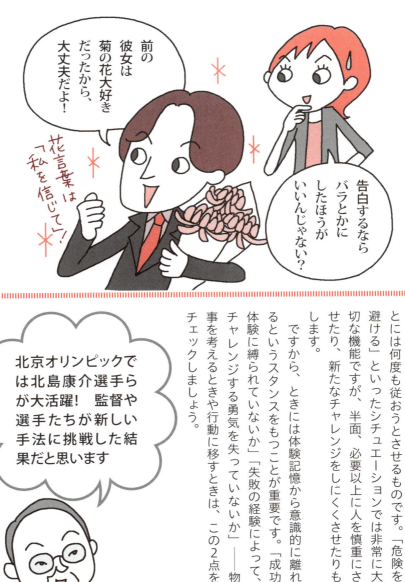

避けようとさせ、成功したことやうまくいったことには何度も従おうとさせるものです。「危険を避ける」といったシチュエーションでは非常に大切な機能ですが、半面、必要以上に人を慎重にさせたり、新たなチャレンジをしにくくさせたりもします。

ですから、ときには体験記憶から意識的に離れるというスタンスをもつことが重要です。「成功体験に縛られていないか」「失敗の経験によって、チャレンジする勇気を失っていないか」――物事を考えるときや行動に移すときは、この2点をチェックしましょう。

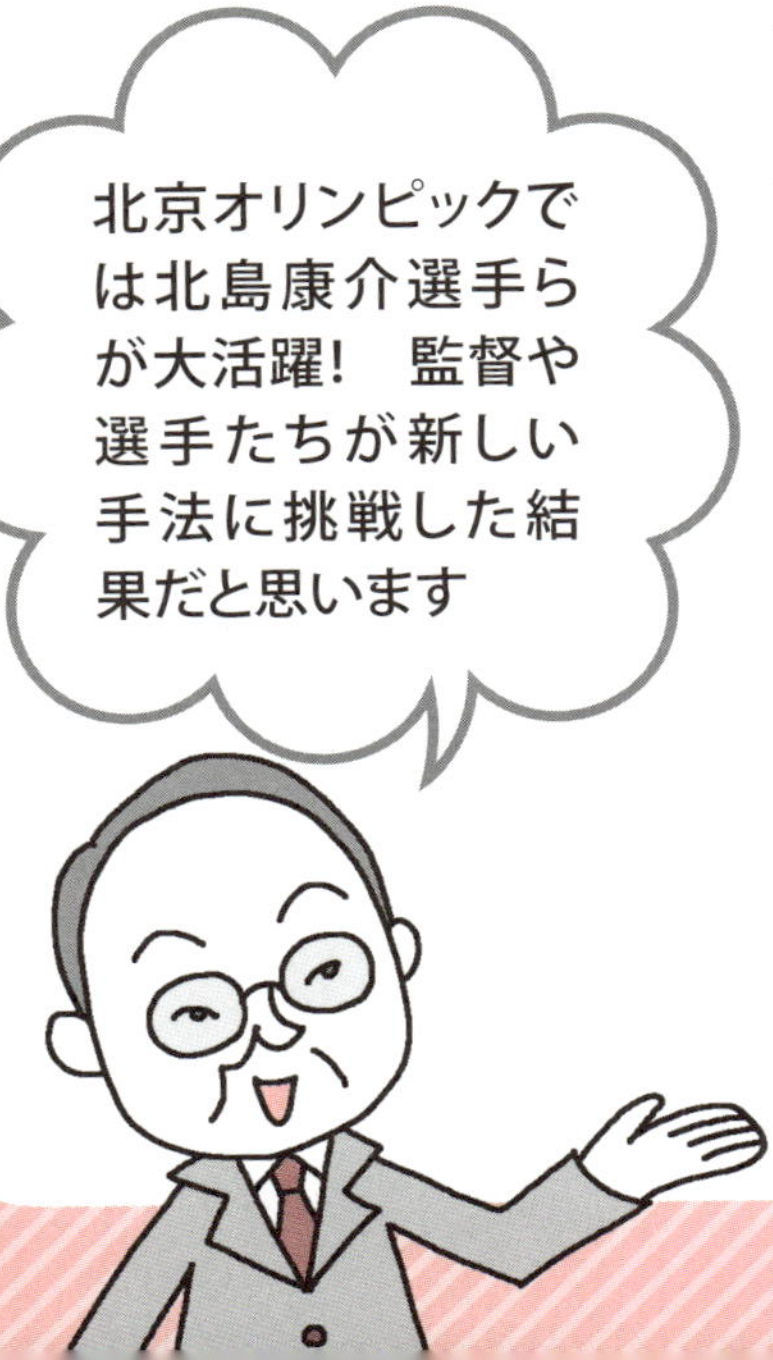

脳に悪い習慣❻

どの趣味がない

Contents

CHAPTER 6

スポーツや絵な

この章で学べる意外な脳の話

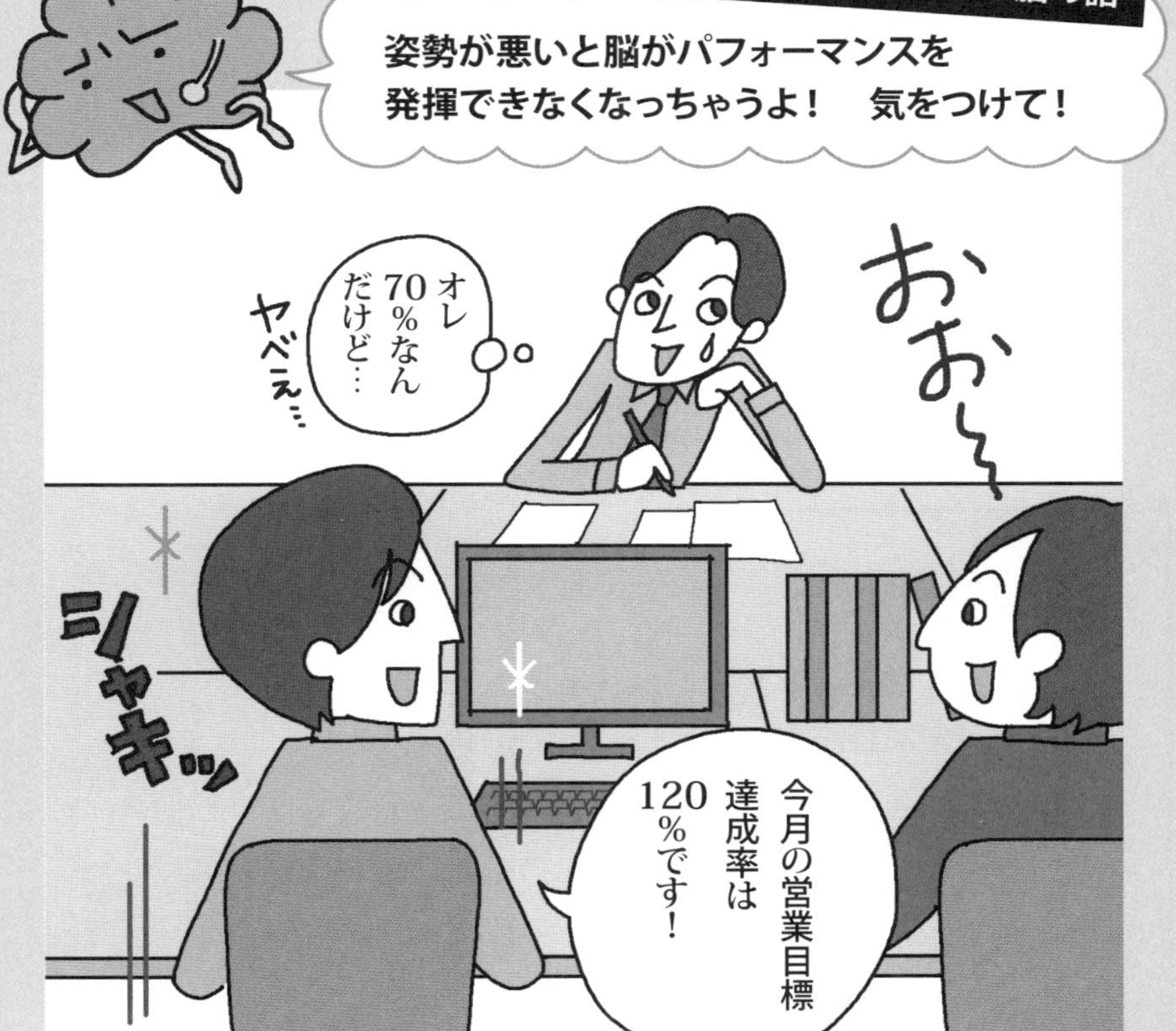
姿勢が悪いと脳がパフォーマンスを発揮できなくなっちゃうよ！　気をつけて！
今月の営業目標達成率は120％です！
おお〜〜
オレ70％なんだけど…
ヤベぇ…
シャキッ

CHAPTER 6-1

イメージすることで脳力は上がる

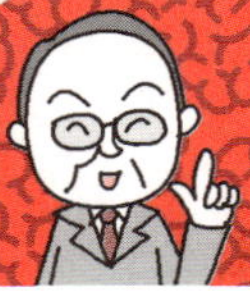

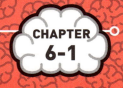

みなさんは「空間認知能」という言葉を聞いたことがあるでしょうか？その機能と重要性を見ていきましょう。

空間のなかで位置や形などを認識する知能を「空間認知能」といいます。「明日の10時」と言われて「翌日10時までの時間の長さをイメージする」といった、時空を把握する能力も空間認知能によるもの。空間認知能は空間認知中枢がその機能を担うほか、言語中枢など脳のさまざまな部位に空間認知機能をもった細胞が存在して働いています。

物を見てそれを絵に描く、本を読んでイメージを膨らませる、バランスをとって自転車に乗るなど、**空間認知能は人間が思考するときや身体を動かすときに重要な役割を担います**。脳全体の機能にかかわるものといっていいでしょう。

物事の認識や判断、思考、記憶などでも空間認知能の働きが必要であるため、空間認知能が低い人は、認識を誤ったり、記憶がなかなかできなかったりします。

また、**物事の手順を考えるときは、とくに空間認知能が重要な役割をはたす**ので、空間認知が苦手だと「要領が悪い人」「仕事の遅い人」になりかねません。

スポーツでは、物の位置関係を正しく把握し、自分の身体を適切にコントロールする必要があります。空間認知能は、運動の得手不得手を大きく左右します。さらに、空間認知能が低い人は、数字に弱い傾向があります。これは、空間認知中枢の隣に数字を処理する中枢があるためです。

空間認知能は鍛えることができます。「自分は空間認知能が低そうだ」と思った人は、少しずつトレーニングしていきましょう。

✓ POINT!

- □ 位置や形などを認識する知能を「空間認知能」という
- □ 空間認知能は脳全体の機能にかかわり、重要な役割を担っている

図6-1　空間認知能とは

空間認知能 ＝ 空間のなかの形や位置のほか、時空などを認識する知能

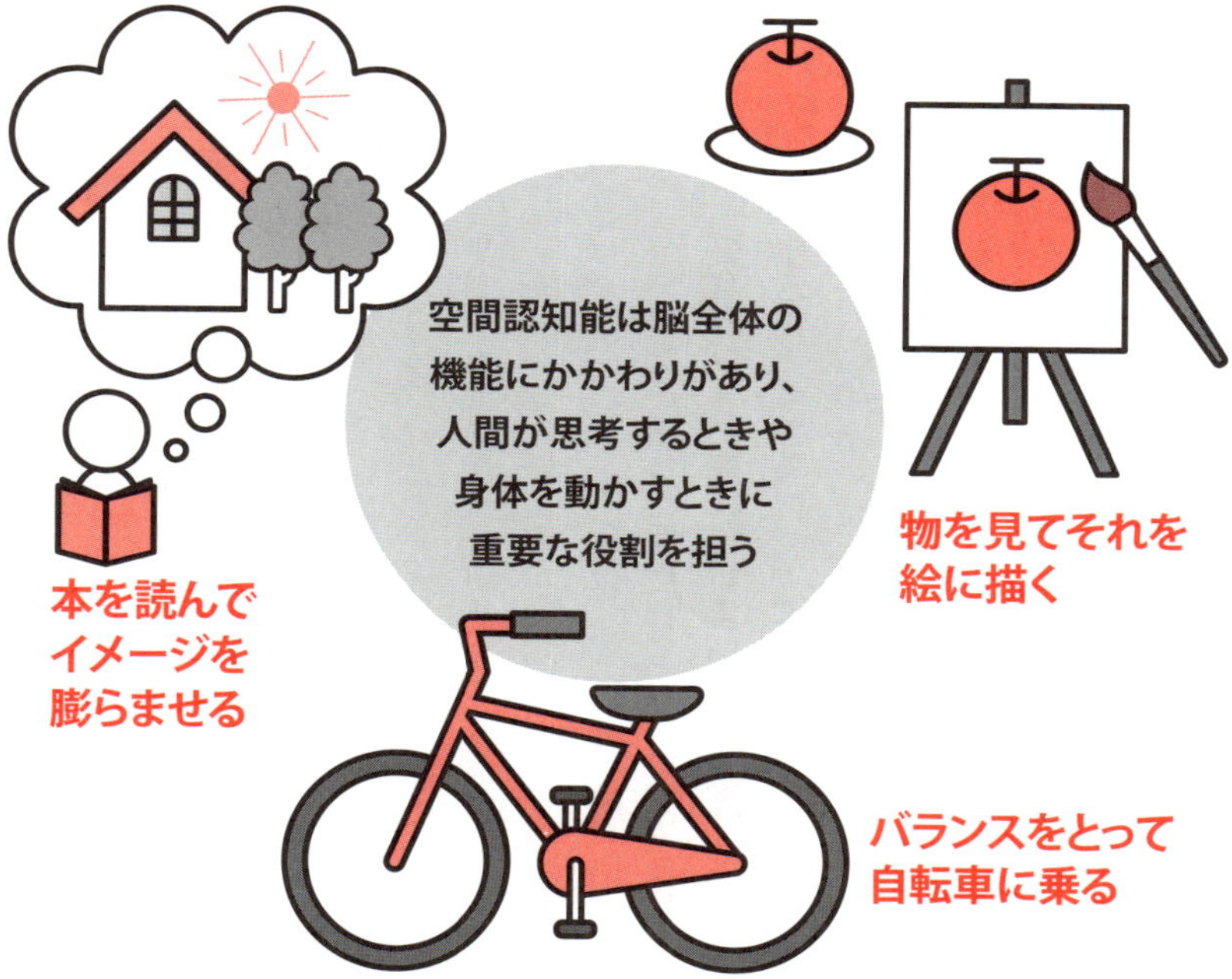

空間認知能は脳全体の機能にかかわりがあり、人間が思考するときや身体を動かすときに重要な役割を担う
本を読んでイメージを膨らませる
物を見てそれを絵に描く
バランスをとって自転車に乗る

空間認知能って、本当にいろいろな場面で機能しているんだなぁ

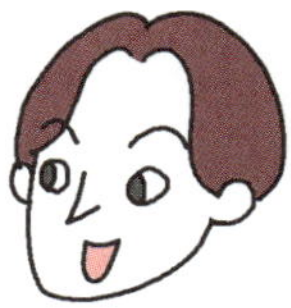

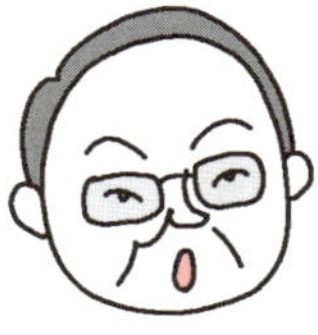

空間認知能が低いと、ものが覚えられない、仕事が遅い、運動が苦手、数字にも弱い……ということになりかねないんですよ

CHAPTER 6-2

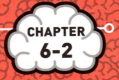

姿勢が悪いと脳の働きが落ちる

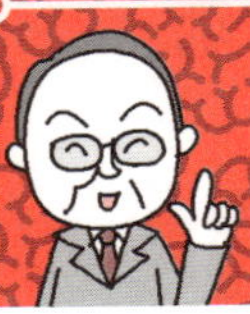

みなさんは今、正しい姿勢を保てていますか？姿勢が悪いと、実は脳にも悪影響があります。背筋を伸ばして、その理由を読んでみましょう。

みなさんは子どものころから姿勢をよくするように言われてきたと思います。しかし、「なぜ姿勢を崩してはいけないのか」を教えられる機会はあまりなかったのではないでしょうか。人間は楽なほうに流されやすく、理由もわからず「ダメ」と言われても、ついグダグダしてしまうもの。なかなか正しい姿勢を身につけられないという方は少なくないはずです。

姿勢が悪いことがなぜダメなのかは、実は空間認知能から説明することができます。**姿勢が正しく保たれていないと、身体のバランスが崩れてしまい、空間認知能は働きにくくなる**のです。

正しい姿勢、水平な目線を維持すると、物事の正確な理解や、身体のコントロールがしやすくなります。身体のバランスを保っていると正確に物が見え、思考力が発揮できます。もちろん、身体が疲れないので、集中力を維持できるという点も無視できません。

目線を水平にすることが大切なのは、目に入った情報が傾いていると、脳がそれを補正しなければならなくなるからです。とくにスポーツにおいては、この補正する時間によって、身体を動かすタイミングにずれが生じるので注意が必要でしょう。**美しい立ち姿や歩き方などを鍛えるのは、文武両道につながる**と考えてください。

姿勢を正すには、**「いつでも真上に飛び上がれる状態」を保ち、左右の肩甲骨を結んだ線が、地面に対して平行になるように意識する**のがポイントです。

✓ POINT!

- □ 姿勢を正しく保たないと、空間認知能が働きにくくなる
- □ 姿勢をよくするには、「いつでも真上に飛び上がれる状態」を保つのがコツ

図6-2 空間認知能には、姿勢が大きく影響する！

姿勢を正しく保つコツ

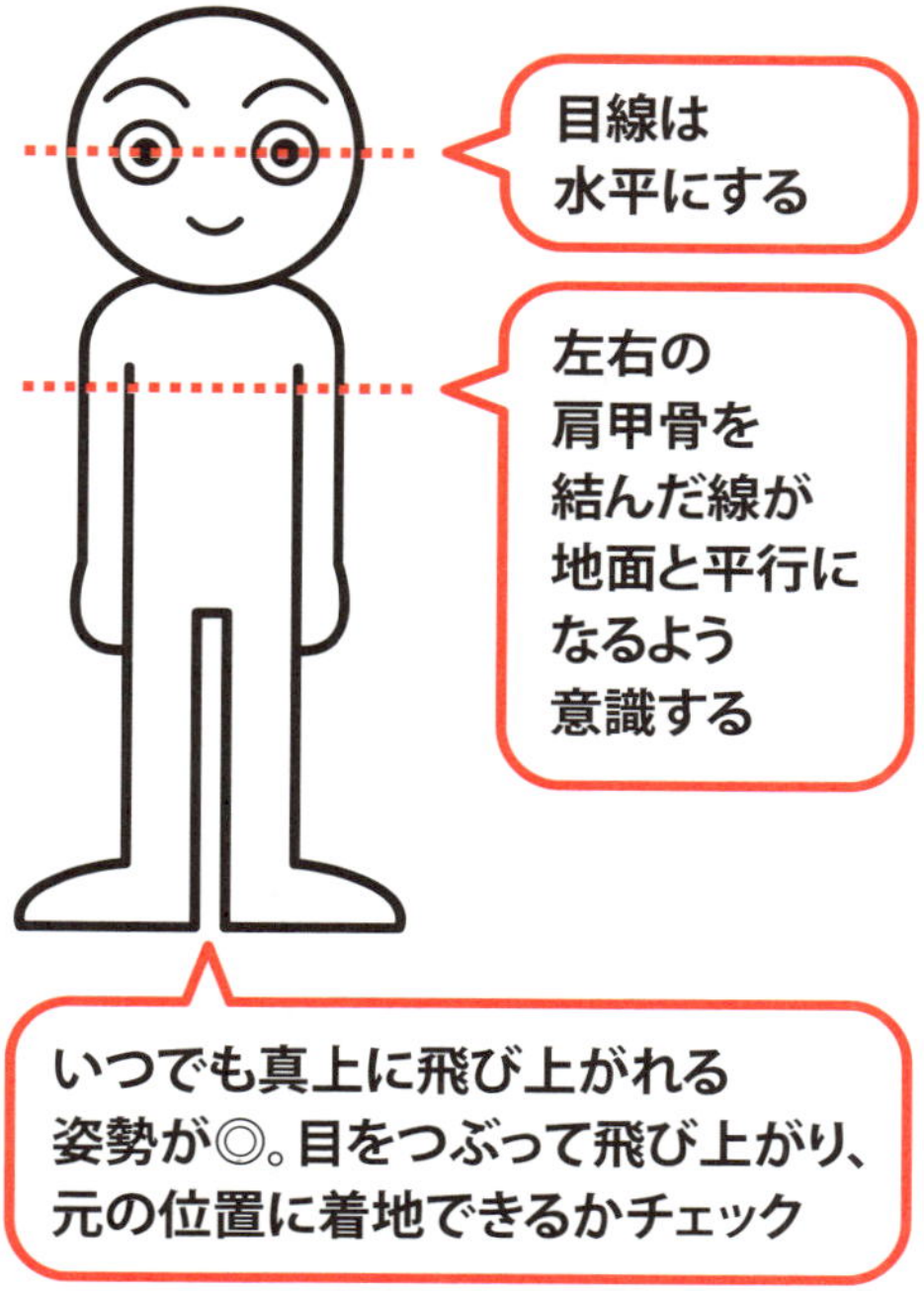
目線は水平にする
左右の肩甲骨を結んだ線が地面と平行になるよう意識する
いつでも真上に飛び上がれる姿勢が◎。目をつぶって飛び上がり、元の位置に着地できるかチェック

姿勢がいいと……

- □物事を正しく理解しやすくなる
- □身体をコントロールしやすくなる
- □思考力を発揮しやすくなる
- □身体が疲れにくく、集中力を維持しやすい

姿勢が悪いと肩や腰が痛くなるから、身体によくないとは思っていたけど、まさか脳の働きまで悪くなるなんて！

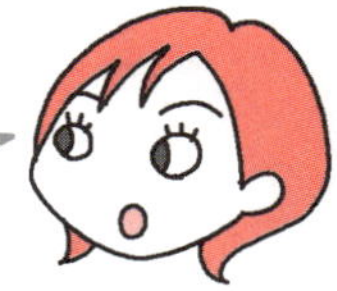

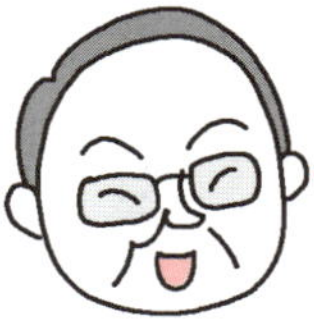

超一流といわれる人、とくに運動選手で姿勢が悪い人はいません。これは「姿勢がいいから、超一流になれた」のだといえるんですよ

CHAPTER 6-3

スポーツや絵などの趣味がないのはNG

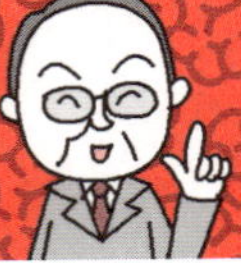

「休みの日は寝てばかり」という人もいるかもしれません。趣味をもつと、脳にとっても好影響があることをご存じでしょうか？

空間認知能を鍛えるのに効果的なのが、スポーツをすることと絵を描くこと。趣味的な「遊び」としてとらえられがちですが、**脳のパフォーマンスを上げるには、日々の習慣にスポーツや絵を描くことを取り入れたほうがよい**のです。

スポーツで身体を動かす習慣がないという方が手軽にできる運動で、**空間認知能の強化に有効なのがキャッチボール**です。ボールを正確な場所めがけて投げる、受け止めるといった動作は、空間の間合いを測るトレーニングになるからです。お子さんがいらっしゃる方は、親子でキャッチボールすることをおすすめします。家族のコミュニケーションや楽しみになるだけでなく、子どもの脳を鍛えることもできる一石二鳥の遊び方といえます。

絵を描くことは、空間認知能をフルに使います。観察する対象物との距離を測ったり、縮小率を考えたり、形や角度を正確にとらえたり、色合いを把握したりするので、物を正確にとらえるトレーニングとしても、大変効果的です。

空間認知能を低下させる習慣としてあげられるのが、字を雑に書くこと。文字は、しっかり丁寧に書くよう心がけましょう。線の長さやアキの幅など同じにすべきところをそろえる、角と角を合わせる、線と線の継ぎ目をつなげることなどがポイントです。こうした点を意識すると、おのずと雑な字は書けなくなるはずです。特別に美しい字を書こうとする必要はありませんから、「しっかり丁寧に」を心がけてください。

✓POINT!

- □スポーツや絵画を描く習慣は、脳にもよい
- □空間認知能の強化にはキャッチボールがいい
- □文字はしっかり丁寧に書くことが大切

図6-3 空間認知能を鍛える方法

1 キャッチボールをする

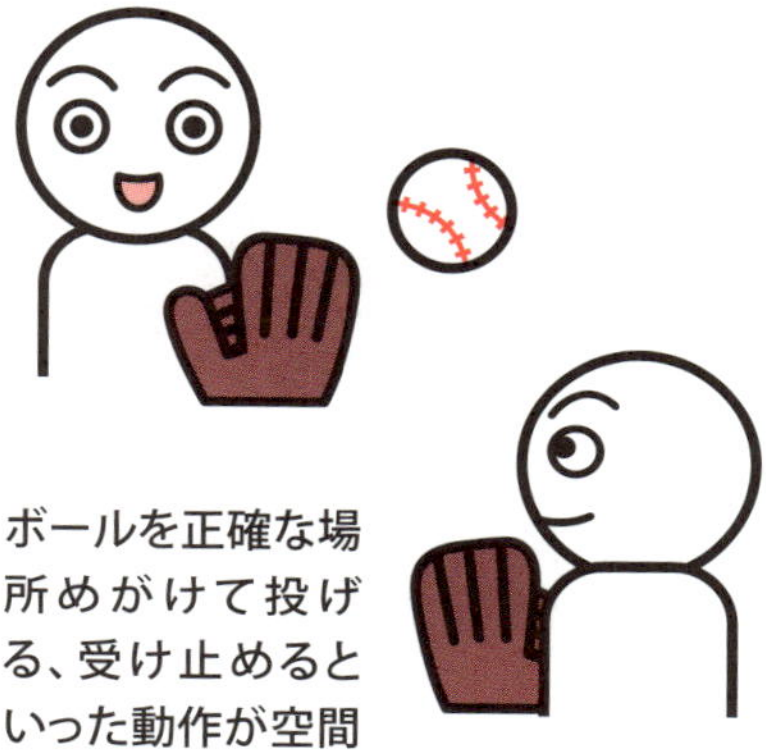

ボールを正確な場所めがけて投げる、受け止めるといった動作が空間の間合いを測るトレーニングになる。

2 絵を描く

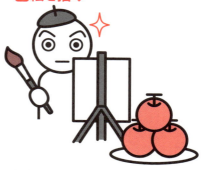

観察する対象物との距離を測ったり、縮小率を考えたり、形や角度を正確にとらえたり、色合いを把握したりと空間認知能をフルに使う。

3 文字をしっかり丁寧に書く

線の長さやアキの幅など同じにすべきところをそろえる、角と角を合わせる、線と線の継ぎ目をきちんとつなげることなどがポイント。

子どものころは体育も美術も苦手だったけど、
脳を鍛えるために何か始めようかなぁ

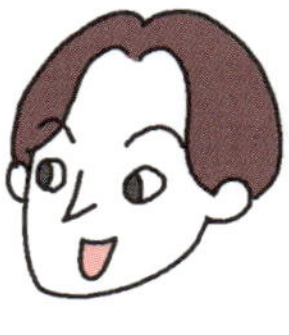

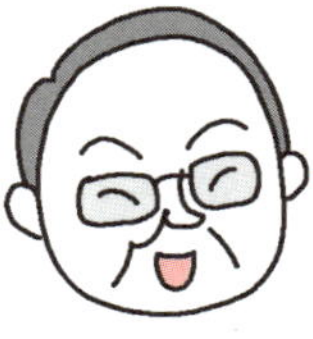

空間認知能を鍛えるために、距離感や
間合いなどを意識して取り組むことが
大切ですよ!

脳のリズムを無視してはいけない

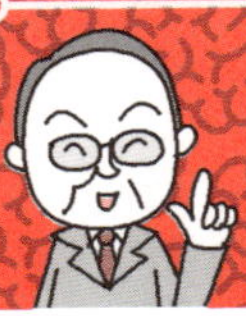

脳にとって、「リズム」は重要な意味をもちます。脳機能を活性化させるためのリズムの活用法を押さえておきましょう。

海馬回は、複数の情報が入ったときや、気持ちが高揚したとき、脳に危機が及んだときなどに興奮状態になる特徴があります。そして、興奮が高まると、海馬回のなかでアンモナイトのように並んだ神経細胞が「興奮、抑制、興奮、抑制」をくり返し、そこにリズムが生まれるのです。

海馬回は、このリズムに乗っているときに、その機能がよく働きます。みなさんにも、「テンポよく走ったら、どんどん調子が上がった」「音楽を聞きながら作業したら、はかどった」などという経験があるのではないでしょうか。

歩いたり走ったりするなど身体を動かすとき、話すときや考えるときに、**「調子がいい」「乗ってきた」と感じるのは、「リズムに乗れている」ということ**なのです。何事においても「テンポよくリズミカルに」ということを心がけるのが大切で、**リズムを無視してダラダラするのは、脳をダメにする習慣**であるといえます。

リズムに乗るために、音楽を取り入れるのは一つの方法です。とはいえ、好きな音楽と作業効率が上がる音楽は、必ずしも一致しません。あまりに好きな音楽をかけると、気持ちが鑑賞するほうに向いてしまうこともあります。

私の場合、演歌を聞くと感動してしまって、思考に集中できません。**適度に心地よく聞き流すことができ、自分が乗れるリズムの楽曲だと、驚くほど作業ははかどります。**みなさんも自分に合ったリズムの楽曲を探してみましょう。

✓POINT!

- □ リズムに乗ると、海馬回がよく働く
- □ 適度に聞き流せる、「リズムが心地よい」と感じる音楽を流すと、作業がはかどる

図6-4 リズムに乗ると、脳がよく働く

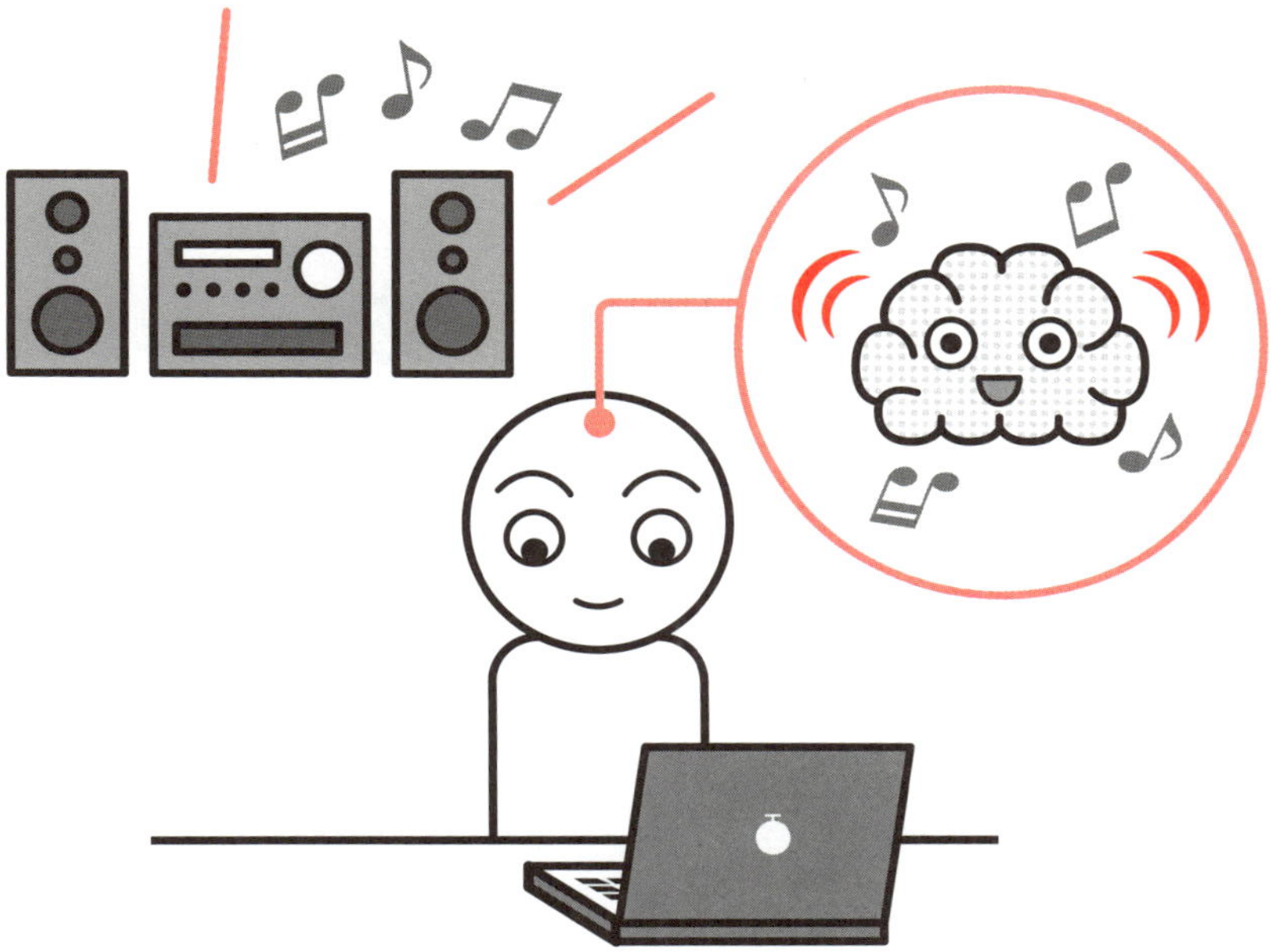

「自分が乗れるリズム」を見つけ、そのリズムに乗って身体を動かしたり思考したりすると、脳のパフォーマンスが引き出されやすい。適度に心地よく聞き流せる音楽は、作業効率をアップさせる。

うまく乗れる曲を選べば、音楽を聞きながら仕事をしたり勉強したりしてもいいのね！

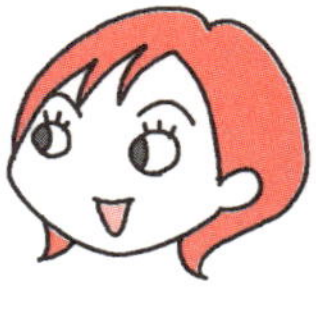

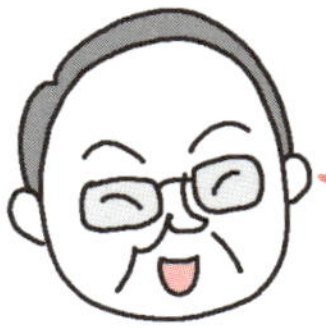

乗れるリズムは一人ひとり異なります。それを見つけておくと、脳のパフォーマンスを引き出しやすくなりますよ！

脳に悪い習慣❼

をほめない

Contents

CHAPTER
7

めったに人

この章で学べる意外な脳の話

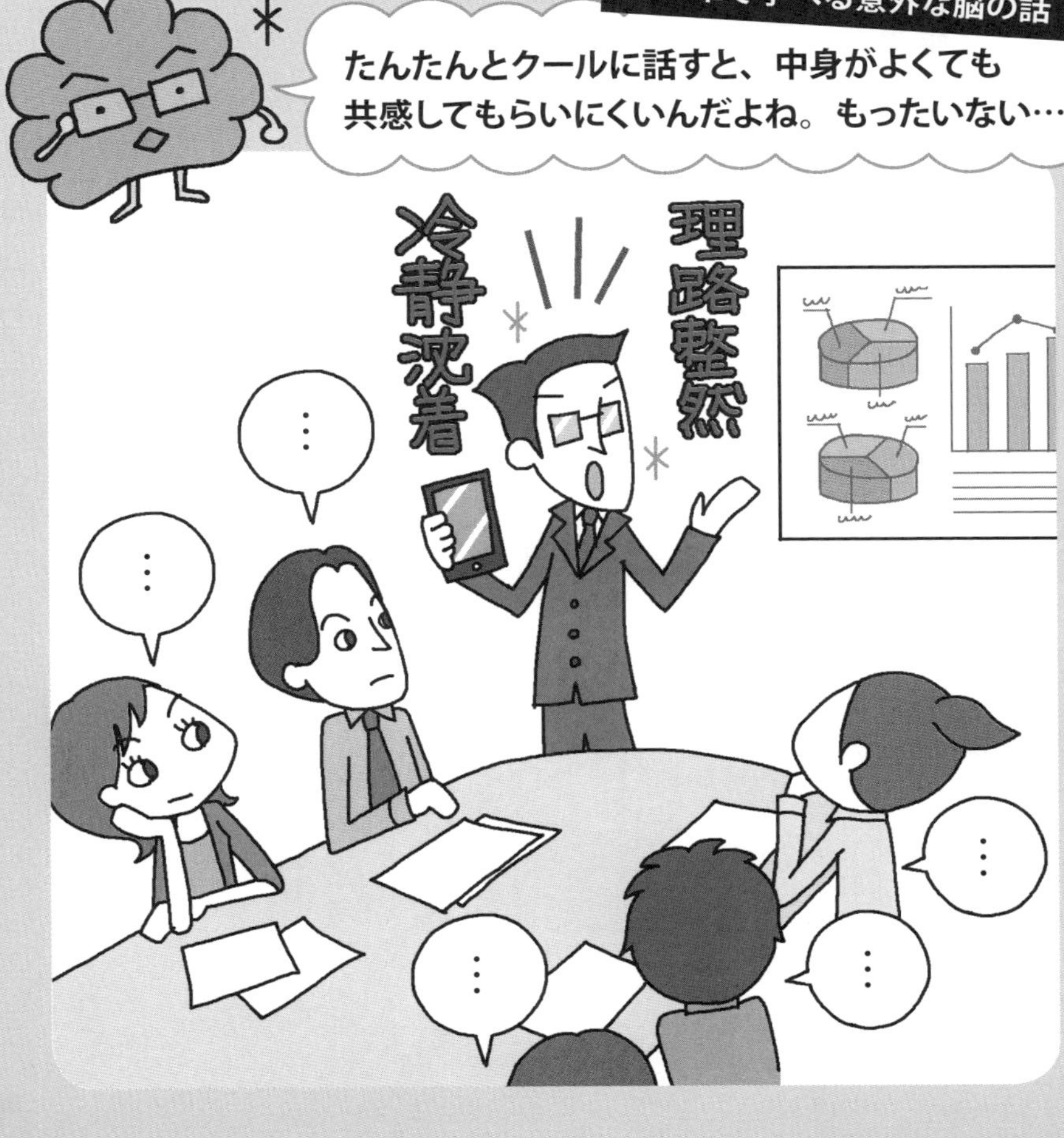

たんたんとクールに話すと、中身がよくても
共感してもらいにくいんだよね。もったいない…
冷静沈着
理路整然
…
…
…
…
…

CHAPTER 7-1

脳が考えを一つにまとめる仕組みとは

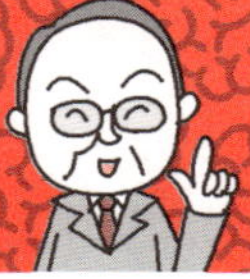

脳のなかでは、情報が処理されながら一つのまとまった考えが生み出されていきます。その仕組みを見ていきましょう。

情報を取り込み、感情を付与し、理解し思考する――**脳はこの一連の働きを経て、気持ちや心、信念を含む一つの考えをまとめ上げます。**

脳がまとまった考えを生み出すことができるのは、瞬時に情報が脳内を駆け巡る仕組みがあるからです。脳の情報伝達の仕組みを理解するうえでヒントになるのが、1998年に米コーネル大学の心理学者が『Nature』誌で発表した「スモール・ワールド」の考え方。友達から友達へ、さらにその友達へと情報を伝えていけば、いずれは知り合い全員の間で情報が共有されますが、ここで、直接の友達を飛び越えて情報を伝達するルートがあると、情報が伝わるスピードが一気に加速する――これが、スモール・ワールドの考え方です。実は、**脳にある膨大な数の神経細胞も、同様の方法で情報伝達を行っています。**

脳は、こうして共有された情報を統一してまとまった考えを生み出すわけですが、それはどのような仕組みによるのでしょうか？

脳の神経細胞は、常にわずかながら自発活動しています。そこに情報がもたらされると「発火現象」が起こります。つまり、そうやって脳の神経細胞が興奮すると、そのまわりにある神経細胞も同期発火を起こし、その現象が次々と波のように伝わって、やがて一つのループを発生させるというわけです。このような**「同期発火の連鎖」によって、脳内の情報がまとまる**と考えられています。

POINT!

- 脳には、気持ちや心などを含んだ一つの考えをまとめ上げる力がある
- 脳内の情報がまとまるのは「同期発火」の連鎖が起こることによる

CHAPTER 1
CHAPTER 2
CHAPTER 3
CHAPTER 4
CHAPTER 5
CHAPTER 6
CHAPTER 7

図7-1 考えがまとまる仕組み

スモール・ワールドの形態

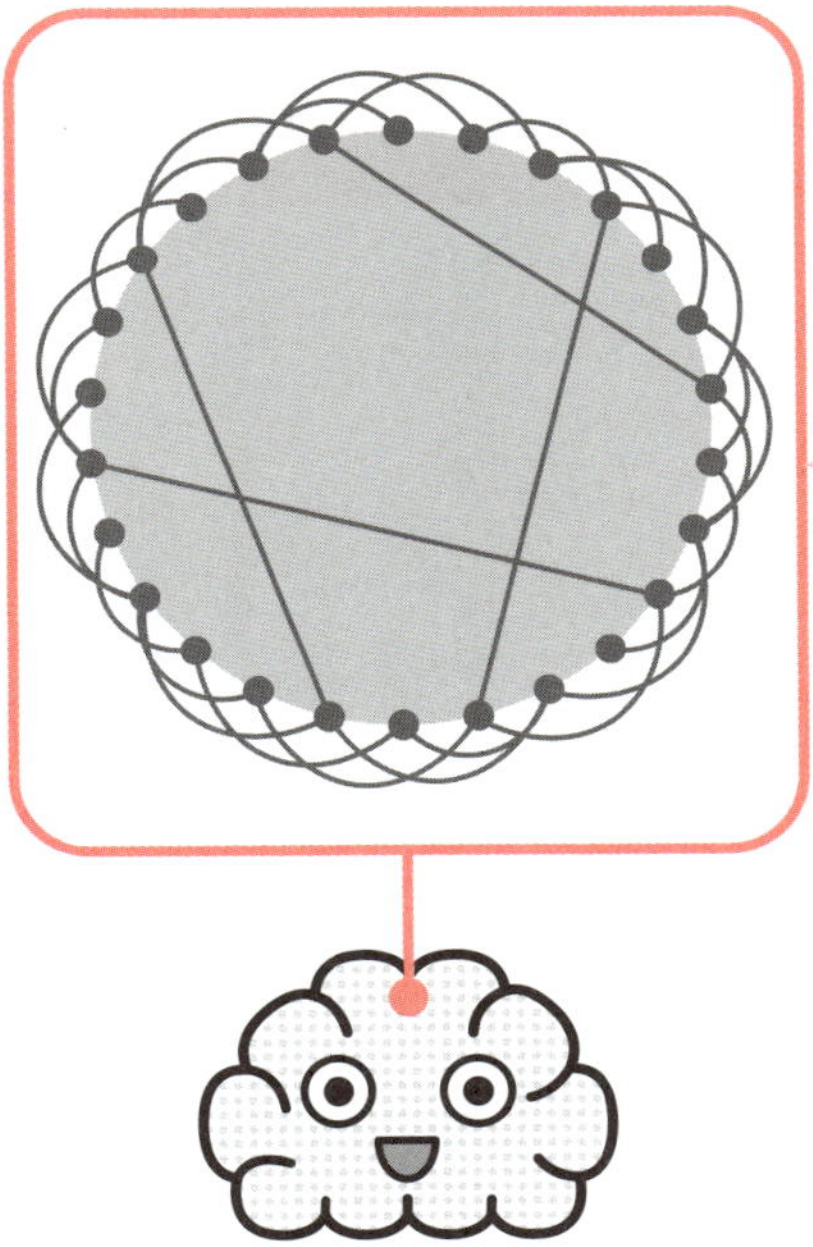

脳の神経細胞もこれと同じ
仕組みをもっており、
神経細胞同士は瞬時に
情報を伝え合うことができる

▼

神経細胞は情報を受け取ると
「同期発火現象」を起こす。
また、神経細胞は情報を
受け取ると必ず発信元の
神経細胞に情報を
フィードバックする

▼

情報のやりとりを行うことで、
情報を伝え合った
神経細胞が
「同期発火の連鎖」を起こす

▼

脳内の情報がまとまり、
「考え」が生まれる!

脳の情報伝達の仕組みって、よくできているなぁ!

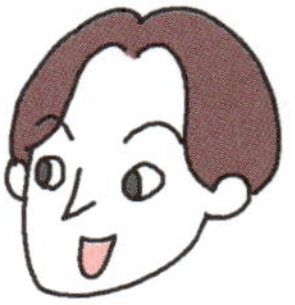

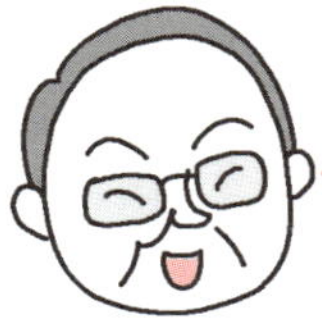

スモール・ワールドの考え方は、
コンピューターによる情報伝達システムにも
活かされているんですよ!

CHAPTER 7-2

他人に気持ちや考えが伝わるのはなぜか

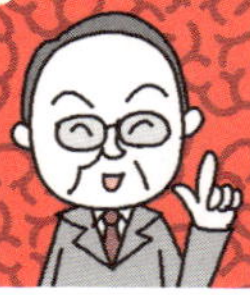

気持ちや考えは、どのようにして他人に伝わるのでしょうか？その秘密を解き明かしていきましょう。

人間の脳において、情報を「まとめ上げる力」は、人と人とのコミュニケーションの鍵を握っています。

情報をまとめる際に起きている「同期発火」は、A10神経群でおもしろいなどと興味をもったり、あるいは感動するというような前向きの感情をもつほど強くなる一方、少し気になる、どちらかといえば好きだ、というような感情だと弱くなります。つまり、**人が「考えがまとまった」と言うとき、脳内ではA10神経群を介して同期発火が起こっている**わけです。

そして、人が感情や思考、ときには心までも他人に伝えることができるのも、脳のA10神経群から始まる「ダイナミック・センターコア」の神経細胞群に「同期発火」を起こす力があるからです。

たとえば、みなさんが誰かから悲しい話を聞いたとします。すると、相手の発する情報——話の筋道、身振り手振り、悲しげな表情、あるいは涙など——を受け取った脳は、相手と同じように脳神経細胞を同期発火させるのです。

同期発火の仕組みと脳が考える仕組みからわかるのは、**「気持ち」を共有するためには、思考のスタートラインである物事への興味を一致させ、感情を伝えることが必要**だということ。さらに「考え」や「心」、それらを伴った「まとまった概念」も共有するには、自己報酬神経群を働かせる情報が伝わったときに同期発火が起きるよう、**「脳にとってのごほうび＝脳がうれしいと感じること」**を共有する必要があります。

✓POINT!

- □脳神経細胞の同期発火が、人と人との意思疎通を可能にしている
- □気持ちを共有するには、物事への興味を一致させ、感情を伝えることが必要

図7-2 脳が気持ちや考えを伝え合う仕組み

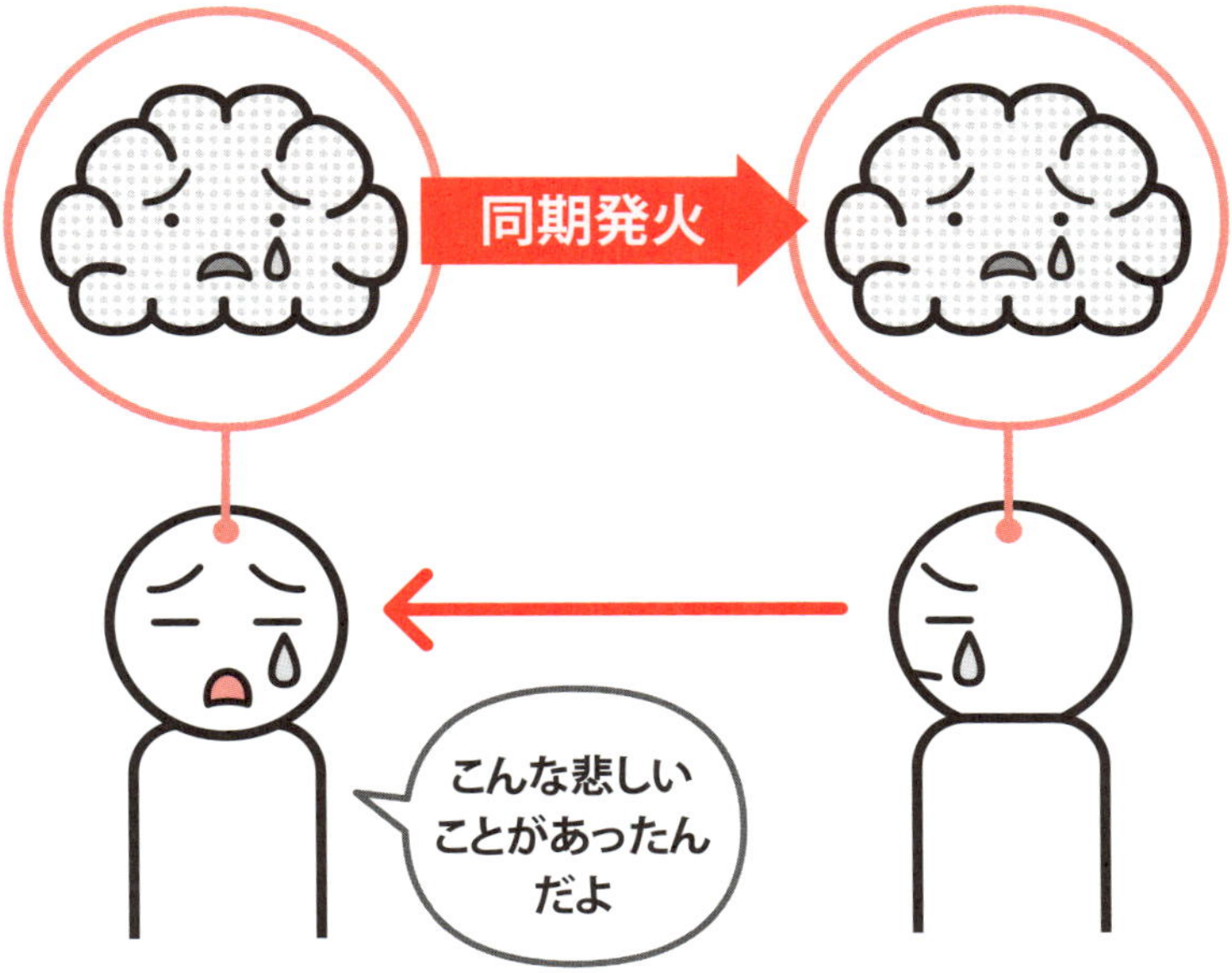

話や身振り手振り、表情などの情報を受け取ると、脳は相手と同じように脳神経細胞を同期発火させる。

どうして気持ちを通じ合わせることができるのかなんて、考えたことなかったなぁ

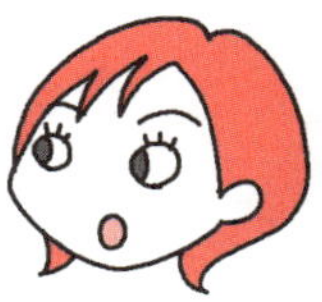

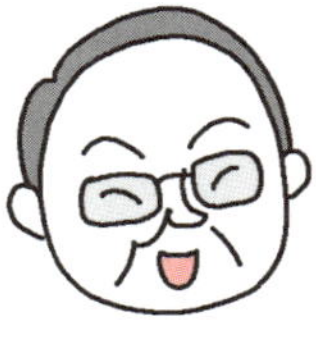

コミュニケーションを円滑に行ううえで、脳が気持ちや考えを伝え合う仕組みを知っておくことは大きな力になります！

CHAPTER 7-3

感情を込めないと、気持ちが伝わらないワケ

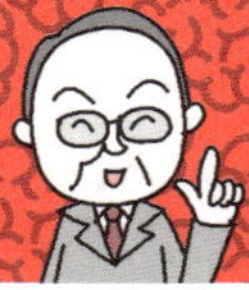

同じ言葉を発しても、話し方一つで、相手への伝わり方は変わるもの。そのメカニズムを探っていきましょう。

自分の気持ちがなかなか相手に伝わらないという方は、A10神経群で生まれた感情をしっかり表面に出せているかチェックしましょう。

たんたんと言いたいことだけを言っても、気持ちはなかなか伝わりません。**感情を込めて話さなければ、相手のA10神経群を発火させることはできない**のです。

「感情を表に出すのは恥ずかしいから」とクールに振る舞ってしまう人は、A10神経群の発火が同期発火の最初の火種であることを思い出しましょう。**気持ちが伝わらないということは、考えや心も伝えられないということを意味しますから、コミュニケーション全般に支障が出てしまいかねません。**言葉の発し方はもちろん、表情にも喜怒哀楽を出すようにして、考えていることが伝わりやすくなるようにしたいものです。

また、子どもに勉強を教えるときは、親や先生がその内容のおもしろさ、興味深さを感じ取ったうえで、説明するときにおもしろそうに話をすべきです。

勉強は、おもしろがり、興味をもつことで理解力や思考力が高まるもの。しかし、子ども自身がそのおもしろさを発見できないということもあります。そんなときは、**指導者自身がそのおもしろさを、感情を込めて伝えることで、子どもの脳のなかで「おもしろそうだ」とA10神経群を発火させる**のです。つまらなそうに義務的に行われる授業では、子どもの力を伸ばすのは難しいといっていいでしょう。

✓POINT!

- □感情を込めて話すことが、聞き手のA10神経群を発火させる
- □気持ちを伝えられないと、考えや心も伝わらない

図7-3 他者との同期発火に必要なものとは?

□思考のスタートラインである「物事への興味」が一致しているか

□思考のスタートラインである「感情」を表に出し、相手に伝えられているか

□考えや心を共有するには自己報酬神経群の同期発火も必要。「脳にとってのごほうび＝脳がうれしいと感じること」が一致しているか

深いコミュニケーションが成立する

感情を表に出しながら話すのって、
あまり得意じゃないかもしれないなぁ……

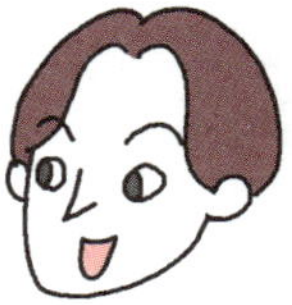

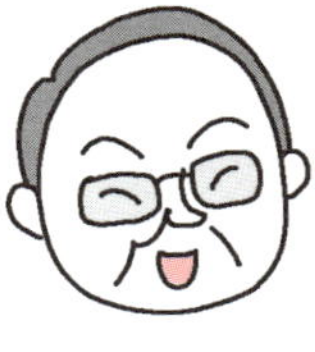

感情を伝えることは、コミュニケーションの
スタートラインです。少しずつ意識を
変えていきましょう!

CHAPTER 7-4

「空気を読まない」のはNG

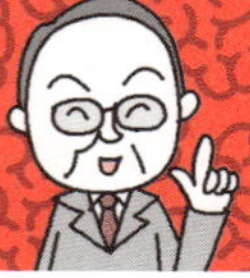

空気を読むというのは、その場にいる人の立場や気持ちをよく考えるということ。これは脳の仕組みから考えても、大事なことなのです。

相手の立場や気持ちを考えて「空気を読みながら」コミュニケーションすることが大切なのはいうまでもないことですが、それがなぜかといえば、**相手と「感情」を同期発火させることなく、「思考」を同期発火させて相互理解することはできない**からです。

「相手の立場に立とうとすること」は、そのまま「相手と積極的に同期発火しようとすること」であるといえます。

しかし、**人間の脳は、「統一・一貫性」と「自己保存」のクセのために、自分の立場に固執しやすい**傾向があります。「相手の立場に立つ」という力は、「仲間になりたい」という本能を磨くことによって成り立つもの。つまり、相手の立場に立つ力は、「もって生まれるもの」ではなく、「鍛えることでしか身につけられないもの」なのです。人間の脳がもつ機能のなかでは、非常に高度なものといえます。

「友人が少ない」「人とのつながりが薄いほうだ」という人は、まず会話のときに、「なるほど」「そうだよね」と相手を思いやる言葉を使うなどして、相手の立場に立つようにしてください。そうすれば次第に脳が同期発火できるようになっていくはずです。

「相手の立場に立つ力」は、脳と脳の間をつなぐ鍵。自分の言いたいことばかり言うのではなく、**「相手が何を言いたいのか」「何を望んでいるのか」に常に注意を払ってコミュニケーションする**ことを心がけましょう。

POINT!

- 相手に同期発火してコミュニケーションを円滑にするには、相手の立場に立つことが必要
- 相手の立場に立つ力は、鍛えることで身につく

図7-4 他者と同期発火するコツ

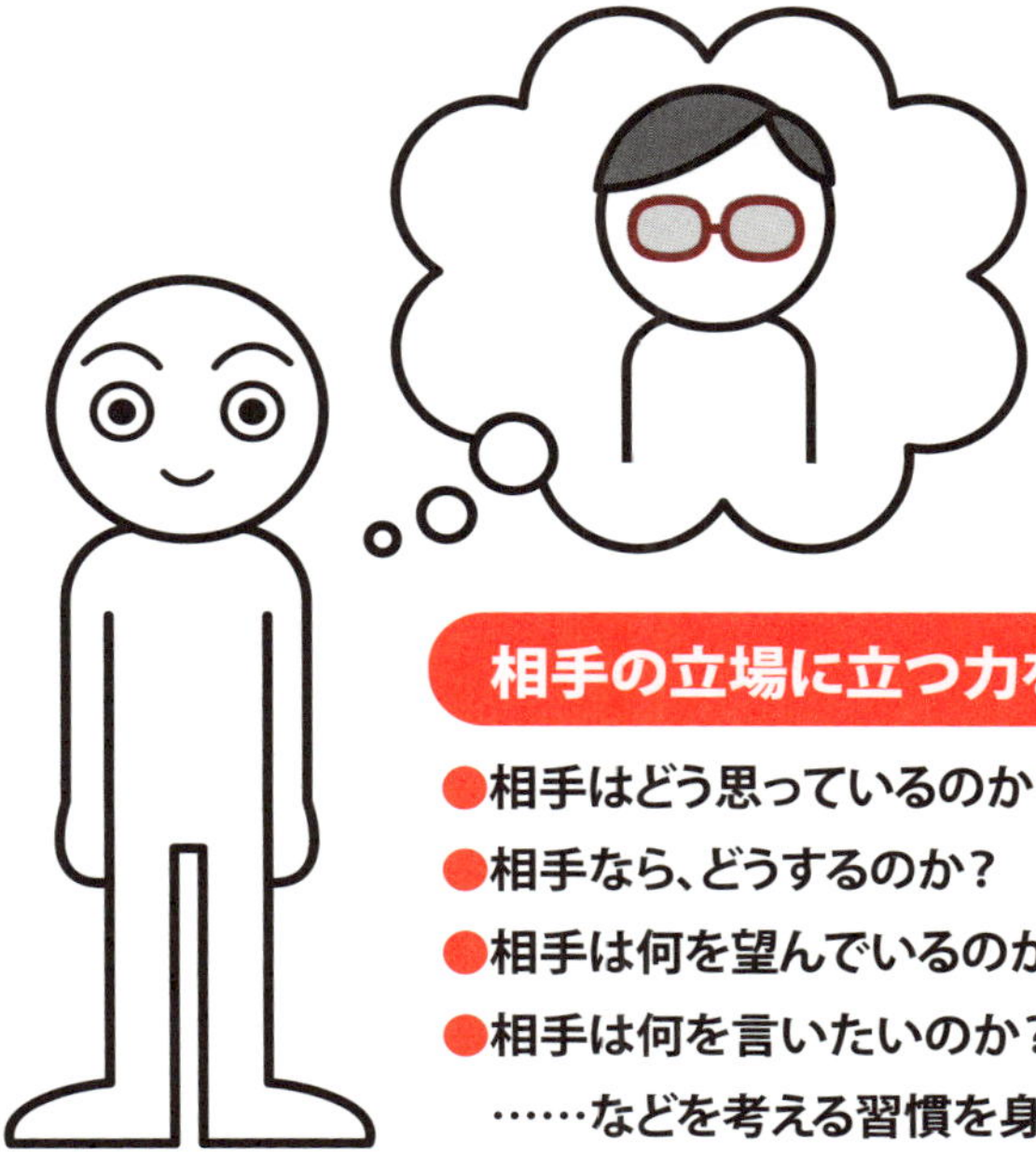

相手の立場に立つ力を磨く

- **相手はどう思っているのか？**
- **相手なら、どうするのか？**
- **相手は何を望んでいるのか？**
- **相手は何を言いたいのか？**

……などを考える習慣を身につける

人間の脳は「統一・一貫性」と「自己保存」のクセがあるため、もともと自分の立場に固執しやすい。「仲間になりたい」という脳神経細胞の本能を鍛え、「相手の立場に立つ力」を磨くことが必要。

相手の立場に立って考えるのって、頭ではわかっていても、なかなか難しいのよね……

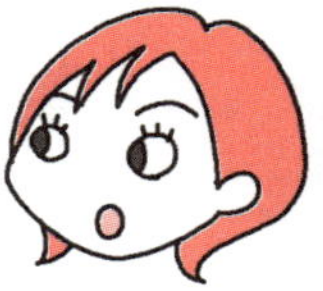

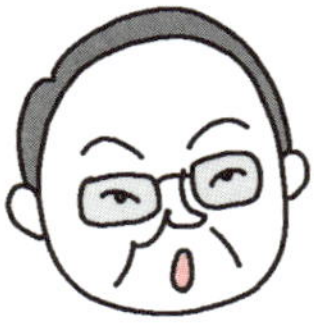

人間の脳は、もともと自分の考えに固執しやすいですからね。「仲間になりたい」という本能を鍛え、相手の立場に立って考えられる人になりましょう！

CHAPTER 7-5

目標を共有すると心も通じ合う

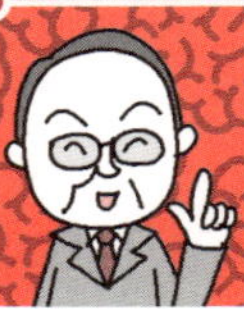

「なぜ自分の思いは相手に伝わらないのか」と感じている人はいませんか？　意思疎通を円滑にするためのポイントを見てみましょう。

脳が考える順番と、同期発火の仕組みをふまえると、感情は比較的、伝えやすいといえます。**気持ちを込めたコミュニケーションを心がければ、相手のA10神経群を発火させることはできる**でしょう。

しかし、思考や心まで伝えるには、A10神経群に加えて自己報酬神経群も同じように発火させること、つまり「好きなこと、興味があること」と、「それを自分で達成できるだろう、という脳にとってのごほうび」の一致が必要です。条件が一つ増えるわけですから、ハードルは上がります。

では、その2つを一致させるにはどうすればよいのでしょうか？　「ごほうび」とは「脳が望んでいることがかなうこと、達成できること、自分にとってうれしいこと」です。つまり、**「自分が好きなこと」と「相手が望む世界観や達成したいこと」が一致できれば、スムーズな意思疎通が可能になる**ということです。

たとえば、会社で上司が部下に「がんばって営業して売り上げを上げろ」と発破をかければ、部下は数字を達成することだけが目標なのだと思うかもしれません。しかし、「多くのお客さまにウチの商品のよさを伝えて買っていただき、幸せになってもらうのが私たちの目標。売り上げは社会に貢献した証だからがんばって営業してほしい」と気持ちを込めて話せば、部下のA10神経群は発火するでしょう。

目標がしっかり共有されることで自己報酬神経群も刺激され、上司の考えや心が伝わるようになるのです。

POINT!

- 「望む世界観」や「達成したいこと」を一致させると、意思疎通がスムーズになる
- 目標を共有すると自己報酬神経群が刺激され、考えや心が伝わる

図7-5 目標を共有するとコミュニケーションが深まる

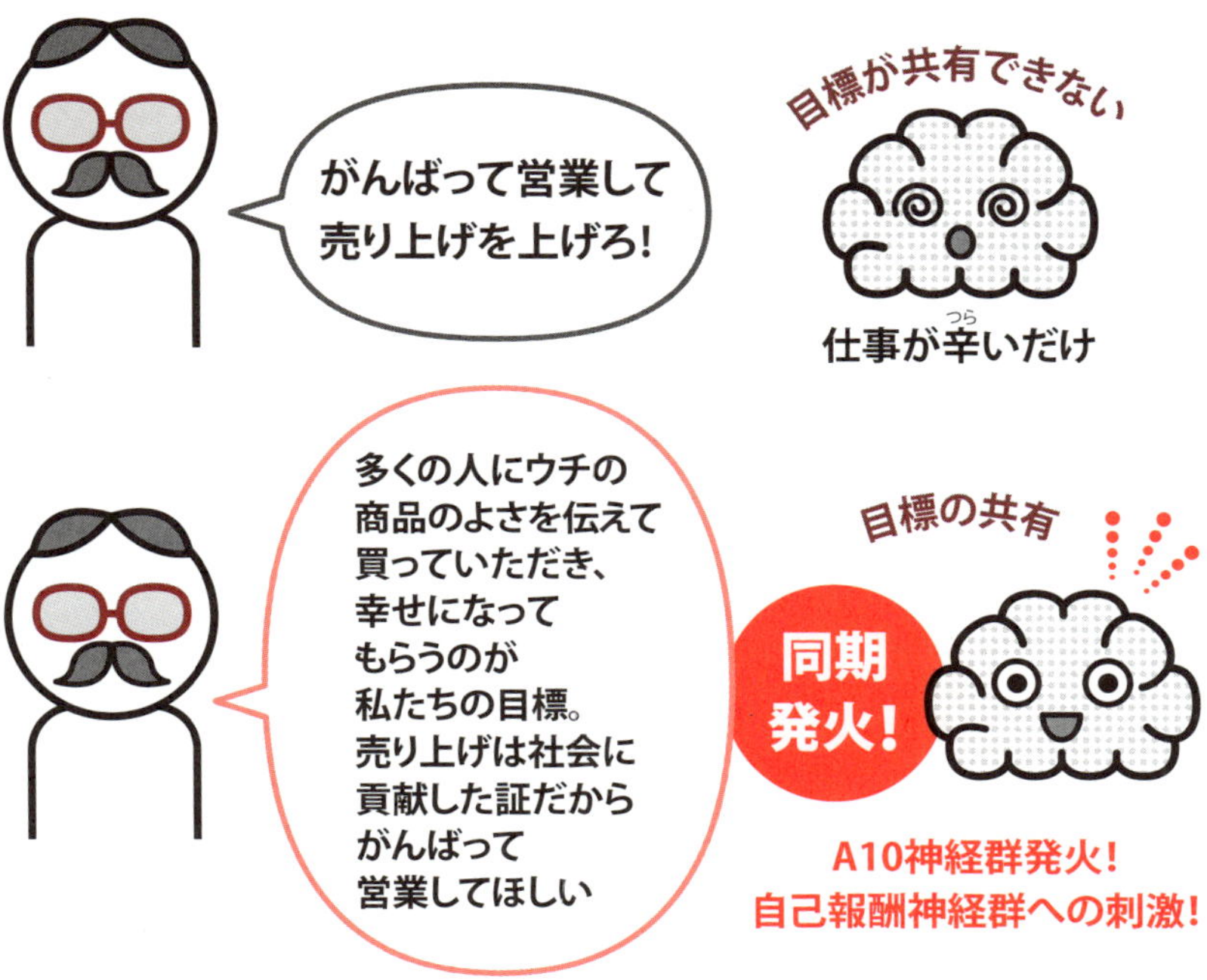
がんばって営業して売り上げを上げろ!
目標が共有できない
仕事が辛《つら》いだけ
多くの人にウチの商品のよさを伝えて買っていただき、幸せになってもらうのが私たちの目標。売り上げは社会に貢献した証だからがんばって営業してほしい
目標の共有
同期発火!
A10神経群発火!
自己報酬神経群への刺激!

気持ちを込めて言葉にし、目標を共有することが、考えや心を伝えるための鍵となる。

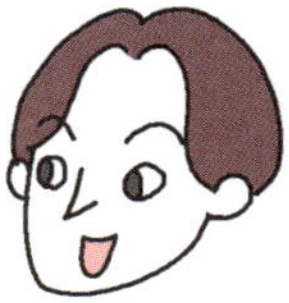

確かに、上司が熱意をもって仕事の目標を語ってくれたら、やる気が出そうだなぁ

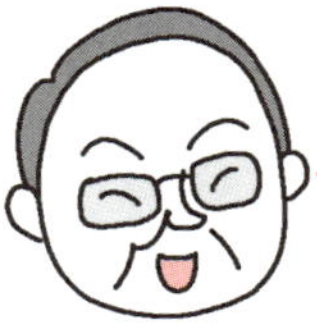

意識的に目的や目標を共有すれば、考えはもちろん、気持ちや心も通じ合わせられるものなんですよ!

CHAPTER 7-6

人をほめると、脳が喜ぶ

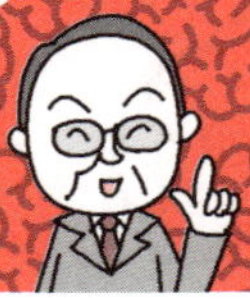

コミュニケーションの鍵を握る「同期発火」。これを起こしやすくするには、実は「人をほめる」ことが有効です。

同期発火を起こすポイントは、プラスの感情を込めて人に伝えることと、相手の自己報酬神経群を活性化させることにあります。

これをふまえると、**コミュニケーション力をアップするには「うれしそうに人をほめること」が有効**ということになります。集団の和を重んじる日本では、人前で誰かを力強くほめることが少ないように思いますが、私は「意識的にどんどんほめること」をおすすめしています。

自分のライバルや目下の人をほめるには、その相手のことを認めることから始めなければなりません。めったに他人をほめないという人は、往々にして「自己保存」のクセが働き、相手を素直に認められなくなっていることが多いものですから、注意が必要でしょう。人をほめるのは、相手を喜ばせるだけでなく、**人とのコミュニケーションをスムーズにし、相互に思考を深めることまで可能にする**ということを頭に入れておいてください。

ほめるときは**必ず相手のほうを見て、「自分もうれしい」という気持ちを込めて伝える**ことが大切です。相手の顔も見ず、横を向いたまま、たんたんと「よくがんばった、次もよろしく」と言うのでは、相手のA10神経群が同期発火を起こしにくくなりますから、ほめる意義が半減しかねません。また、ほめるときは相手のことをきちんと観察し、**ほめるべき部分をしっかり把握したうえでほめる**ことも大切です。

✓POINT!

- □ うれしそうに人をほめると、コミュニケーション力が上がる
- □ ほめるときは相手の顔を見て、力強く思い切りほめる

図7-6 ほめ上手は、コミュニケーション上手

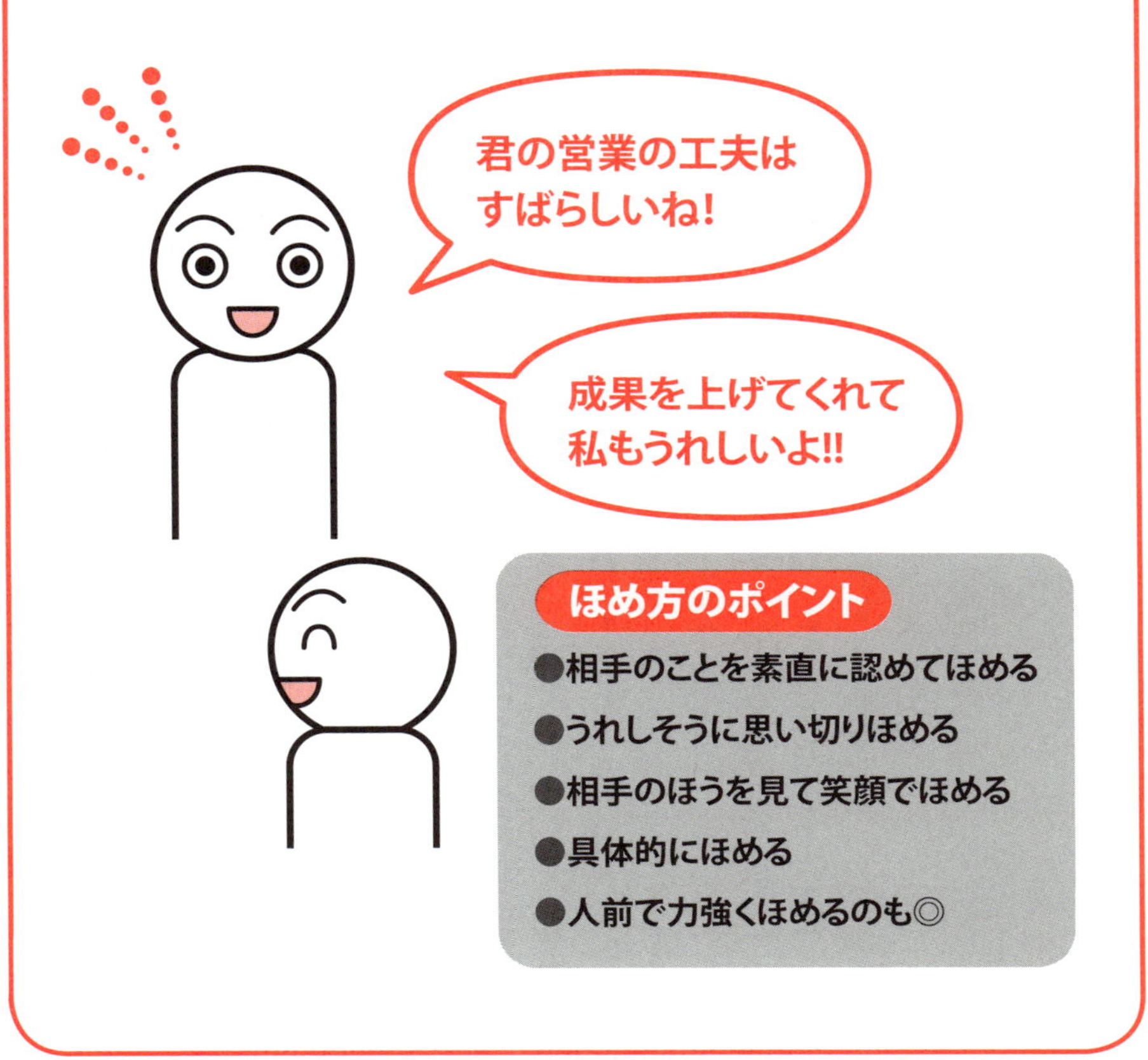
君の営業の工夫は
すばらしいね!
成果を上げてくれて
私もうれしいよ!!
ほめ方のポイント
●相手のことを素直に認めてほめる
●うれしそうに思い切りほめる
●相手のほうを見て笑顔でほめる
●具体的にほめる
●人前で力強くほめるのも◎

上司がほめてくれるときにうれしそうだと、
やる気が出るかも!

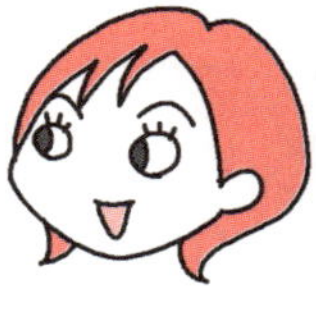

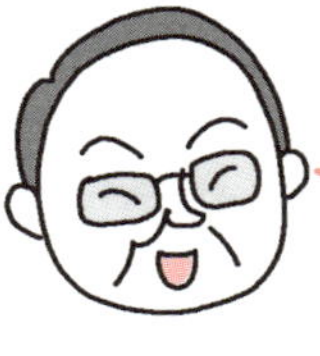

ほめ言葉は自己報酬神経群を活性化させる
効果があるので、ほめられた人の思考力も
高まるんですよ!

Column

「違いを認めて、共に生きる」ということ

貢献心を失えば、脳の思考力はダウンする

近年、行きすぎた成果主義の台頭で、「勝ち組」「負け組」という言葉が一般的に使われるようになり、勝ち負けを重視する風潮が高まっています。確かに、トップアスリートが競うようなスポーツの世界では勝つことを目指すべきですし、人生では〝ここぞ〟という勝負をかけねばならない瞬間があります。しかし、一般社会において「勝つ」ということは、相手を無視すること、他人に協力せず自分だけを大切にすることにつながる傾向もあります。

貢献心を失うことが思考力を落とし、人と人とのコミュニケーションを阻むものになることを考えると、勝ち負けにこだわることが本当に必要な場面は、限定されると思います。

成果主義は、短期的な利益を追いがちであることも問題です。効率を追い求めるとマニュアル化が進む傾向があり、社会全体で見た場合に「自分から考える力」をもった人が少なくなってしまいます。長期的な視野で「成果」を考えられればいいのですが、実態はなかなかそう理想どおりになっていないようです。「何のために」を一人ひとりが考え、そこに価値を感じられることが必要です。

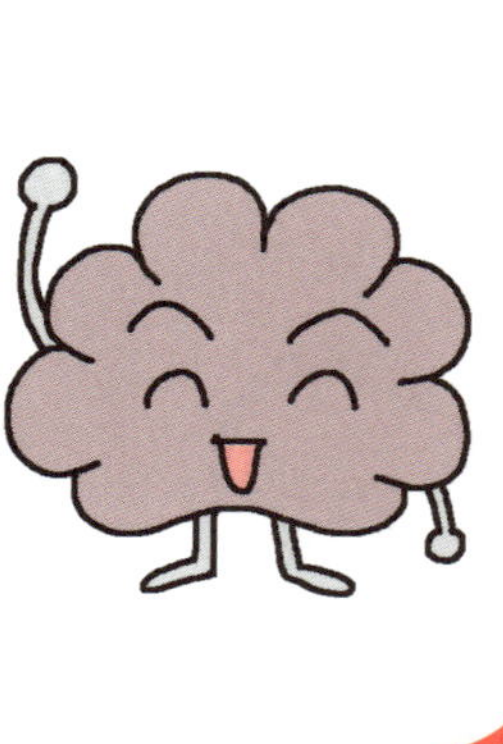

「自分さえよければ」の考えを脳は本質的に望まない

最後に、みなさんにお伝えしておきたいことが

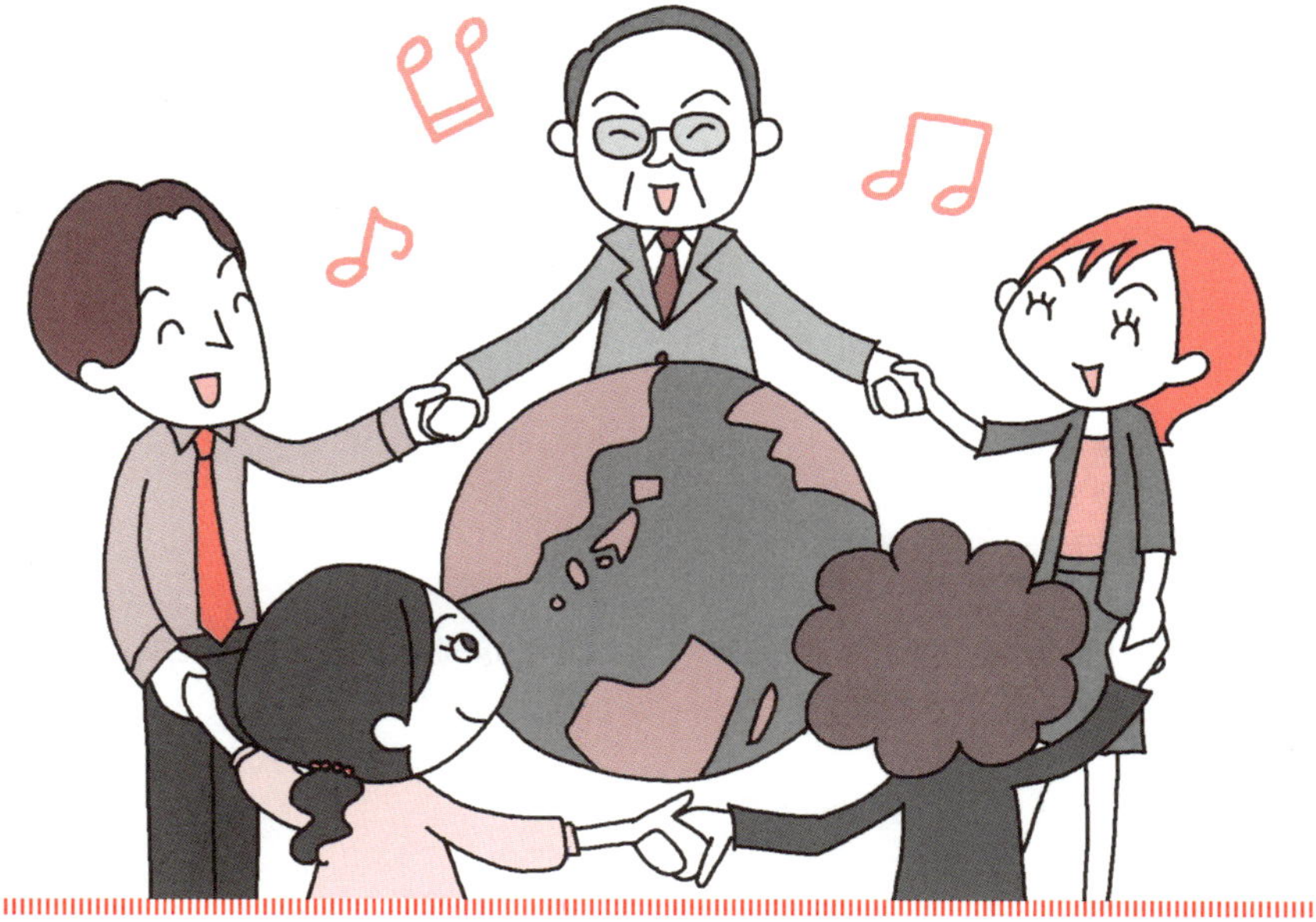

ありますﾞ。それは、脳は本来、「違いを認めて、共に生きる」ことを望んでいるということです。

脳は「生きたい」「知りたい」「仲間になりたい」という本能に根ざして存在しています。自分とは違う人を拒絶すること、自分さえよければいいのだと思うことを、脳は本質的には求めていないのです。

人に興味をもち、好きになり、心を伝え合い、支え合って生きていく。「違いを認めて、共に生きる」ことこそ、脳が望んでいるということを、どうか心に留めておいてください。

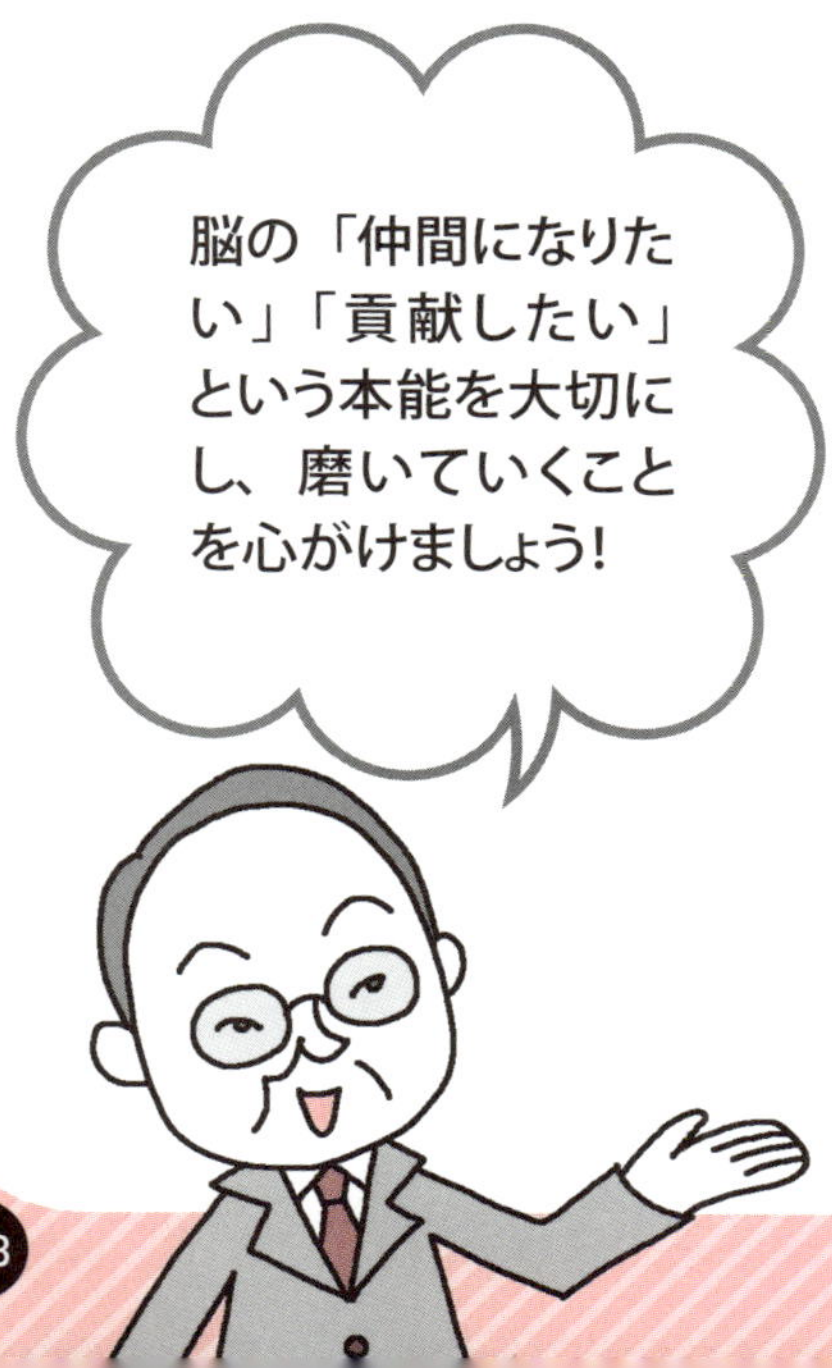
脳の「仲間になりたい」「貢献したい」という本能を大切にし、磨いていくことを心がけましょう!

林 成之（はやし・なりゆき）

一九三九年富山県生まれ。日本大学医学部、同大学院医学研究科博士課程修了後、マイアミ大学医学部脳神経外科、同大学救命救急センターに留学。九三年、日本大学医学部附属板橋病院救命救急センター部長に就任する。日本大学医学部教授、マイアミ大学脳神経外科生涯臨床教授を経て、二〇〇六年、日本大学大学院総合科学研究科教授。〇四年第一回国際脳低温療法学会会長。〇八年、北京オリンピックの競泳日本代表チームに招かれ、「勝つための脳」＝勝負脳の奥義について選手たちに講義を行い、結果に大きく貢献する。『脳に悪い7つの習慣』（幻冬舎新書）は42万部のベストセラーに。

装丁・カバーイラスト／荒井雅美（トモエキコウ）
構成／千葉はるか（Panchro.）
デザイン・イラスト・DTP／千葉さやか（Panchro.）

※本書は、幻冬舎新書『脳に悪い7つの習慣』（2009年9月刊）の内容を一部修正し、
最新情報を入れて改訂した図解版です。

図解　脳に悪い7つの習慣

2015年3月30日　第1刷発行

著　者　林 成之
発行者　見城 徹

発行所　株式会社 幻冬舎
〒151-0051　東京都渋谷区千駄ヶ谷4-9-7

電話　03(5411)6211(編集)
　　　03(5411)6222(営業)
振替　00120-8-767643
印刷・製本所　株式会社 光邦

検印廃止

万一、落丁乱丁のある場合は送料小社負担でお取替致します。小社宛にお送り下さい。本書の一部あるいは全部を無断で複写複製することは、法律で認められた場合を除き、著作権の侵害となります。定価はカバーに表示してあります。

©NARIYUKI, HAYASHI, GENTOSHA 2015
Printed in Japan
ISBN978-4-344-02747-3　C0095
幻冬舎ホームページアドレス　http://www.gentosha.co.jp/

この本に関するご意見・ご感想をメールでお寄せいただく場合は、
comment@gentosha.co.jpまで。